本书为石家庄市社科专家培养项目
"少年儿童不良形体成因与矫正研究（2017zjpy02）"最终研究成果

少儿不良体态成因及运动矫正

李 立 著

中国海洋大学出版社

·青岛·

图书在版编目（CIP）数据

少儿不良体态成因及运动矫正 / 李立著 . — 青岛：
中国海洋大学出版社 , 2019.3
ISBN 978-7-5670-2215-7

Ⅰ.①少… Ⅱ.①李… Ⅲ.①少年儿童－生长发育－
评估②少年儿童－生长发育－矫正 Ⅳ.① R179

中国版本图书馆 CIP 数据核字 (2019) 第 088030 号

少儿不良体态成因及运动矫正

出 版 人	杨立敏		
出版发行	中国海洋大学出版社有限公司		
社 址	青岛市香港东路 23 号	邮政编码	266071
网 址	http://pub.ouc.edu.cn		
责任编辑	郑雪姣	电 话	0532-85901092
电子邮箱	zhengxuejiao@ouc-press.com		
图片统筹	河北优盛文化传播有限公司		
装帧设计	河北优盛文化传播有限公司		
印 制	三河市华晨印务有限公司		
版 次	2020 年 1 月第 1 版		
印 次	2020 年 1 月第 1 次印刷		
成品尺寸	170mm×240mm	印 张	9.25
字 数	136 千	印 数	1~1000
书 号	ISBN 978-7-5670-2215-7	定 价	39.00 元
订购电话	0532-82032573（传真）	18133833353	

发现印刷质量问题，请致电 18133833353 进行调换。

少儿的健康成长是关系国家和民族未来的大事，梁启超之《少年中国说》中也提道："少年强则国强，少年进步则国进步，少年胜于欧洲，则国胜于欧洲，少年雄于地球，则国雄于地球。"随着我国改革开放后经济的飞速发展，居民生活水平日益提升，生活方式发生了根本性变化——静坐少动人群日益壮大。少儿也成为静坐少动人群的重要组成部分，且不正确的坐姿、站姿、卧姿带来了一系列的不良体态问题。然而，目前国内学者对少儿体质状况、肥胖程度等问题的研究较多，而关于不良体态对少儿健康影响及其运动矫正的研究很少。

众所周知，少儿时期是生长发育的关键时期，此时期身体发育的良好与否，直接影响甚至决定着一个人一生的身体成长轨迹。人在少儿时期一旦出现较为严重的不良体态问题，如不及时纠正，势必会影响其正常身体姿态，改变其正常的身体发育轨迹，甚至造成终生无法纠正的畸形体态，直接影响其身体健康、自信心和竞争力。少儿时期，骨组织中有机物和无机物之比为 5∶5，成人是 3∶7，有机物含量越多骨组织就越柔软。少儿时期正是不良体态矫正的最佳时期。近几年，"功能性训练"蓬勃发展，给不良体态的解决提供了一种绿色、健康的方法，不仅能够有效解决少儿的不良体态问题，而且可以较好地提升他们的身心健康水平。功能性训练是一种"动作"控制力和精确性的身体训练，是肌肉与意识的统一。将功能性训练与体态矫正紧密地联系在一起，可以有效针对功能性的姿态偏离所导致的不良体态，对关节周围的主动肌和对抗肌进行力量和柔韧性的练习，使肌肉处于平衡状态以确保关节处于最佳中立位，达到改善不良体态的目的。为此，本研究针对少儿存在的体态问题，研发出一套针对少儿各种不良体态的简单易掌握的运动矫正方法，便于向社会推广。

　　本书是"石家庄市社科专家培养项目"的研究成果，由石家庄学院李立、陈玉娟、贾富池共同所著，由李立负责统稿。

　　由于著者水平有限，疏漏之处难免存在，敬请读者批评指正。

李　立

2019 年 1 月

Contents
目录

第一章　体态概述

第一节　什么是体态

在日常生活中，经常听到长辈们训斥孩子："你这孩子，坐没坐样，站没站样！"小孩子的这种状态其实就是"体态"。孩子的不良体态会随着年龄的增加对身体的生长发育和健康问题带来严重影响。特别是近年来在网络流行的"葛优瘫"，看起来很舒服，但是对正处于生长发育的少年来说，其危害是很大的。

一、体态的概念

体态即人的身体姿态，是指保持身体的方式，是在先天遗传变异和后天获得性的基础上所表现出来的身体外部相对稳定的特征。它是指全身各肌肉和关节在任何一种动作上的结构性联结，是身体各个部位与关节的相对位置的外部表现，主要由后天的生活和工作习惯而决定。从一定意义上说，先天的遗传对身体姿态起着决定性的作用，但是先天的身体形态条件好，只能称作体形好，如果姿态不正确、弓腰驼背，那么其身体姿态也是不好的。因此，后天生活习惯及科学的训练对身体姿态的影响是至关重要的。如果站立时含胸、探颈、塌腰、翘臀，这些不良姿态必然会在其他动作中反映出来，久而久之就会形成不良的身体习惯。这些不良的身体习惯不仅影响美观，严重的还会对身体健康造成一定的威胁。

国外早在 1938 年就有对身体姿态的描述。迪利尔指出:"姿态既是人的身体姿势,又是精神状态的表现,国民的姿态标志着国家盛衰。"身体姿态是身体外部形态,是精神面貌的外在表现形式,也是身体健康与否的外观描述。戈尔德威曾指出:"所谓良好的姿态是头部正直、挺胸展肩、腹部收紧的姿势,脊柱和重心必须保持基本正确的位置关系。"日本的长谷川又郎指出:"仅就生理学而言,正确的身体姿态应该是健康、机能健全、消耗能量少、不易疲劳、情绪安定。"谚语所描述的"站如松、坐如钟、行如风"就是对身体姿态美的最基本的要求。

对于正在生长的儿童来讲,正确的身体姿态可以保证身体各器官系统的有效功能,减轻韧带肌肉的紧张程度,缓解肌肉疲劳,还能促进生长发育。姿态美既包括人体本身的静态美,也包括运动中的动态美,具体表现为站立、行走、坐卧三个方面。人体在站立时,颈部后群肌肉、腰背肌肉、臀部肌肉、大小腿前群肌肉要保持适度的紧张状态。学者研究发现,近年来人的站、立、行姿势发生了很大变化,不良姿态的人越来越多。因此,在少儿时期就要注意培养正确的身体姿态。

二、标准体态

标准的身体姿态是指身体各个部位和关节处在正确的骨骼排列位置(图1-1-1)。

从正面观:头部处于正中位,身体两侧的两耳、两肩、胸廓下部、髂嵴、膝和踝骨应该处于水平位上。评估时,中垂线穿过脸的中间,由前额、鼻子到下巴,向下依次穿过骨柄、胸骨、剑突、肚脐,两侧大腿、小腿、足踝中央。

从背面观:身体两侧的肩、肩胛骨、髂嵴、臀横纹和膝横纹应该处于水平位上,肩胛骨应平贴着上背部,身体不侧倾。评估时,要观察两个耳朵和肩的距离是否相等,如果两侧的距离不相等,表示头有侧倾。肩部处于水平位既不耸肩也不塌肩,两边肩应在同一水平面上,如果两侧高度不一致,表示有高低肩。胸腰椎成一条直线,如果胸腰椎不成一条直线,可见 C 形和 S 形改变。骨盆应保持中立位，两侧髂后上棘呈水平位，处于同一水平面上，如果两侧髂后上棘不在同一水平面上，表示骨盆侧倾。

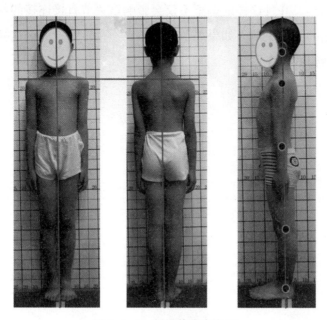

图 1-1-1 标准体态参考图

从侧面观：头部不前倾或后仰，颈椎保持正常曲度，轻微前曲，不能过直，身体的节段排列（耳垂、肩峰、躯干中间、髂嵴、膝关节中央偏前方、腓骨外髁稍前方）应该穿过重力线，也就是竖直排列位置。评估要求眉骨下方（眼睛上延）和耳朵上延在一条水平线上，当眉骨下方低于耳朵线时，表示头前倾；当眉骨下方高于耳朵线时，表示头后仰。颈椎保持正常曲度，轻微前曲，不能过直。评估要求耳垂与肩峰突应在一条垂直线上，当耳垂位于肩峰突前面时，表示头部前倾。肩胛骨应平贴着上背部，外翻越严重，说明圆肩越厉害。骨盆应保持中立位，髂前上棘和耻骨联合处于同一垂直平面上。当髂前上棘超过耻骨垂直面时，表示骨盆前倾，当耻骨超过髂前上棘垂直面时，表示骨盆后倾。

　　标准的体态结构不会形成任何软组织的压力，肌肉也不需要额外发力去调整体态。但是，如果偏离这个标准体态，身体便会增加韧带上的压力，肌肉也需要来进行调整，并且这样的调整不仅会影响该关节直接连接的部分，还会影响上方和下方的其他关节。如果关节对位不良一直持续，那么这样的位置偏移可能会造成结构性的变化。

第二节 良好体态对人体的重要性

人体是一个相互作用的复杂整体。不良体态不只是外表上的美观问题，更是深层意义上的身体健康问题。现代人由于长期久坐、缺乏运动，很容易造成特定部位的肌肉、筋膜等组织紧张，关节活动度逐渐下降。除此之外，日常的一些习惯性动作也会让特定部位的肌肉组织发展不均衡，变得过于发达或薄弱，进而影响身体姿态。久而久之，动作模式和本体感受逐渐固化，就形成了各种身体姿态问题。如果对不良身体姿态不加以重视，很容易影响到整个人的生理健康，进而对其正常生活造成严重的困扰。随着科技的进步和时代的发展，未来社会对个人素质的要求越来越高。良好的身体素质是其他各项素质发展的先决条件，是个人全面发展的基础和保障。良好的身体素质并不单单是指从生理学角度上所评判的生理机能的正常运转，还应该包括形体美和姿态美。它是各器官系统正常运作的基础，是人体正常进行一切社会活动的前提。良好的身体姿态需要从小塑造，最佳时期是 6 ~ 12 岁。少儿良好的身体姿态是国家旺盛生命力的体现，是社会文明进步的标志，是国家综合实力的重要组成部分。21 世纪是一个全球化的时代，人才竞争更加激烈、更加残酷，所以在提高少儿文化素质的同时，应加强审美素质的教育，使我国的少儿得以全面的发展，适应世界的人才需求。

一、体态与健康

从生物力学角度对人体受力情况进行分析后发现，人体受力情况与建筑物非常相似，人体重心所在直线与地面垂直的时候，重力对人体各肌肉和关节的影响是最小的。在这个位置上，重力均匀地分布在人体各个骨骼、关节、肌肉和韧带上，所以每块肌肉都只需要用最小的力量进行收缩或舒张，每条韧带都处在适度的拉伸状态下，整个人体处在一个完美的平衡点上。在此基础上，人体进行运动的效率是最高的，危险系数也是最低的。这种平衡的稳定，需要人体通过各个部位的肌肉协同发力才能实现。如果哪个部位的肌肉出现了松弛，人体的姿势就会在重力的作用下发生改变。而为了维持平衡，人体其他部位的肌肉就需要补偿发力，或者通过韧带的拉长来弥补姿势的不足，达到新的平衡。然而，这种非自然状态下的平衡是非常危险和脆弱的，一部分肌肉因为代偿发力变得紧张和僵硬，导致肌肉张力下降；另一部分肌肉则因为不经常受到刺激，力量减弱甚至可能萎缩。而如果长时间通过韧带的过度拉长来维持姿势则可能造成韧带弹性下降，极易断裂，提高了运动风险，对人体的健康造成了巨大威胁。由于人体是一个复杂的不断变化的整体，一个环节出现问题，可能导致其他多个部位的功能都得不到正常发挥。为了弥补这些部位的功能不足，其他各个环节可能会出现更多的代偿。例如，"脊柱侧弯"容易伴随着"高低肩"，"膝关节超伸"容易伴随着"骨盆前倾"。错误的动作不断出现，人体就会付出更多的代价进行修正，而各个肌肉、关节或者组织器官的负荷就会不断增大，最终产生各种疼痛和不适，甚至造成难以挽回的病变，严重影响人体的生理健康。

良好的身体姿态可以确保肌肉的最佳序列，维持适当的长度和张力，能够有效地输出最大力量，同时关节在舒服的轨迹活动，能够减少关节的压力，减少受伤机会。少儿正处于生长发育的关键期，良好的身体姿态能够为其各组织器官的正常生长发育提供一个稳定的支撑和保护的环境。如果在少儿时期就养成不良的生活习惯，产生不良的身体姿态，如坐在桌子旁吃饭或看书写字时塌腰弓背，身体左右扭曲，或者长时间盯着电脑、手机屏幕，出现探颈低头、身体前倾的现象，虽然短期内除了身体姿态不美以外没有什么严重的不良影响，但久而久之，会养成驼背、探颈、身体前倾的不良习惯，长此以往，很容易造成人体形态和结构上的病变，影响人体器官的正常生长和生理机能的正常运转，严重的会引起从颈椎到胸椎、腰椎的疼痛。不良的身体姿态不仅会影响少儿的身体发育和生理的健康，更会影响其心理健康，往往容易产生自卑心理，甚至最终发展为自闭、抑郁等疾病。

二、良好体态是人体健康的基石

健康与疾病是对立而统一的。不论是内在的或是外在的，抑或是两者均失"平衡"，都会感觉到不舒适，这相当于中医所说的"阴阳失调"。从现代医学角度来说，"失衡"和"阴阳失调"与所谓的"自律神经失调"相类似，因为神经系统是负责管理、控制身体各器官的源头，所以当它失去了正常指挥功能时，所支配的器官及系统等运作便会紊乱，造成各种病痛。然而，造成神经系统出现大问题的因素却不单纯是身心的不协调，还有一个重要的因素，那就是"不良体态"影响到神经传递的速度，这一影响甚为重要。这是因为在人体的结构上，良好的身体姿态所构成的骨架结构支持着人体周围的器官及软组织，一旦出现不良身体姿态，骨架就会失衡，进而会影响到身体各系统功能，如呼吸、脉管、消化、泌尿、神经、内分泌系统。当这些系统失去了协调与正常的运转，进而引起许多难以治愈的文明病，如偏头痛、高血压、心脏病、糖尿病、各类酸疼、颈椎、腰椎病、肥胖、骨刺。在上述的病症中，以疼痛症最为常见、最感烦恼。虽然目前人们的健康意识已普遍提高，但仍然不足以达到警示的作用。大部分人对于保健、预防、治疗、运动、饮食习惯等认知度依然偏低，"预防永远胜于治疗"的观念还需要提升。

对于正在生长发育期的少儿来说，拥有良好的体态非常重要。因为身体姿态涉及各组织器官之间的协调和平衡作用，能保持身体处于稳定状态，保证身体各器官的正常功能，减少肌肉和韧带的紧张，延缓肌肉的疲劳。少儿是国家的未来，他们身体素质的好坏直接影响到未来的发展，进而影响我国的整体形象。而且由于少儿在生长发育期骨骼生长较快，肌肉落后于骨骼的发育，骨骼没有肌肉的支撑力，就会很容易造成不良的身体姿态，导致内脏器官功能退化，引起体质下降，甚至产生生理缺陷和某种疾病。在少儿时期进行有计划、有目标的运动锻炼，可以达到事半功倍的效果。但很多人还没有意识到身体姿态的重要性，或仅仅把它作为"美"的体现，没有将其和健康联系起来。事实上，不良的身体姿态已经时刻在影响着少儿的生活质量，并吞噬着少儿的健康。仔细观察一下中小学生，他们因为学习、升学、考试的压力，整天坐在书桌前或电脑前，弯腰驼背、脖子前伸，很早就形成了不良的身体姿态，有的甚至出现了颈椎病和腰痛，极大地影响了学习效果，并为成年后的身体健康埋下了隐患。

有些人认为身体姿态仅仅是外表的问题，很少有人能意识到它是与骨骼排列位置和身体功能紧密联系的，特别是从成年到衰老的过程中，长期养成的不良身体姿态总是伴随着肌肉和关节的疼痛以及日常身体功能的退化。同时，不管是否能意识到身体姿态的重要性，每一个人都通过身体姿态判断别人或被别人所判断。那些背挺直的人被认为更快乐、更有能力、更自信并更能掌控自己的生活与工作，年纪大的人也会看起来更年轻。少儿时期是养成良好身体姿态的最佳时期。要培育祖国未来的建设者，应从少儿时期抓起，培养他们养成良好的习惯，引导和帮助他们塑造正确的身体姿态。

三、不良体态为什么会影响人体健康

当人出现不良身体姿态，支撑人体的骨架就会出现外在的失衡，如身体侧倾、脊柱侧弯、长短腿、驼背、骨盆前倾、两腿变形、两足内外翻。脊柱上不同椎体的位移会使相应的器官或系统功能不正常。因为脊柱中的脊髓是人体神经系统的重要组成部分（中枢神经系统），直接与体内各器官的运转相联系，大家都知道身心整体健康的重要，没有正确身体姿态就没有身体的健康，失去了身体的健康，肯定就无法达成维持身心整体健康的目标，所以我们的健康就会不及格，因此"亚健康"的人比率非常高。当身体姿态引起骨架不平衡时，人体就会产生各类健康上的问题，再加上肌肉紧张、姿态的不正确、情绪上的波动、压力等，使问题更是多到不胜枚举。骨架的不平衡在刚开始时，可以引起很多令人烦恼的小疼痛，稍不留意就会演变成严重的后果，故而不可不知、不可不慎！

人体的骨架是由许多块骨骼组成的，骨骼与骨骼之间的排列有一定的位置。正确的骨骼排列使脊柱曲线能更好地吸收震动、更有弹性、动作的活动范

围更大，关节、肌肉、韧带和组织处于压力最小的位置。在这个位置上，肌肉不会过分紧张或过分松弛，可以很好地抵抗重力的作用，身体功能处于最强、最平衡的状态，运动也更有效率，使我们坐、站和走不会引起任何疲劳、紧张和疼痛。如果这种平衡被打破，身体某一个部位出现了姿态问题，那么身体就会通过其他部分进行"补偿"，从而获得一种新的平衡，但这种平衡往往是非常脆弱的，因为一些肌肉由于"补偿"的原因过度紧张而变得僵硬，另一些肌肉会因为长期不用而变得极度软弱，这是一个整体的变化。如果不能及时和有针对性地采取措施来纠正错误的身体姿态，就会出现更多的错误或"补偿"。这个过程不断继续，人体的健康状况就不断地恶化，各种疼痛和不适会不断加重，以至于正常的运动功能也会一点点地失去。

第三节　不良体态对人体的危害

改革开放四十年来，我们的生活方式发生了翻天覆地的改变，尤其是工作和出行方式。以前，我们父辈没有手机，每天走路、骑车上下班，看纸质书，没有丰富的夜生活，工作、睡眠规律，肌肉张弛、放松、休息搭配得很合理。但现在，成人、孩子几乎都是"头前伸"辅以"弓着背"面对着手机、电脑，颈部过度前倾的低头族也随处可见。由此可见，科技改变了我们的生活方式，也改变了我们使用身体的方式，这也是"不良体态"人数增加的重要原因。人体是一个结构非常严密、功能十分复杂的有机体。各个器官、系统的协调活动，是生命活动的基础，是健康的前提。骨骼是人体的支架，一旦支架正常的位置发生变化，势必造成身体病态的出现，从而严重影响人体的健康。

一、不良体态对骨骼的危害

当身体在承重时，不良体态会造成压力和应力的改变，致使长骨会形成更大的弯曲。例如，弓状弯曲的胫骨，会因为骨头承受力量的能力降低而增加受伤的风险（应力性骨折）。而弓状弯曲的长骨也会降低相邻关节承受能力而增加受伤的风险。总体来说，不良体态造成的骨骼排列错位，将导致相关的关节功能不理想而产生疼痛。

二、不良体态对肌肉的危害

在良好的体态状态下，肌肉产生的张力非常小。但在不良体态状态下，肌肉会主动或被动缩短，去适应不良体态，这样会导致肌小节数目减少、肌小节长度减小、肌腱长度减小、肌肉适应性缩短，也就意味着肌肉不能再产生足够的能量。肌肉缩短会把关节拉紧，导致关节活动范围下降。另一方面，如果肌肉长期处在拉长的体态下，肌小节会增加，从而导致肌肉失去弹性而无力，使关节更加松弛，活动范围增加。关节过紧或过松都易导致伤害。如果人体维持固定姿势一段时间，就会导致肌肉很快紧绷；如果持续更久一些，就可能导致酸痛；随着时间推移，刺激痛点就可能产生，这种疼痛会一直持续，而不会因为姿势的改变得到缓解。一开始只是错位地方的肌肉增加张力，但其他地方的肌肉可能慢慢开始适应这种失能，问题随之扩散。肌肉会很快疲倦，一开始只在局部，而后会跨过关节延伸至远端，形成全身疼痛。

总体来看，不良体态对肌肉的危害可归纳如下：①增加肌肉无力问题的发生；②增加或减少关节活动的范围；③增加肌肉损伤的概率；④代偿的肌肉会出现疼痛；⑤失能。

三、不良体态对关节的危害

关节没有排列在正确的位置上会导致负担增加，出现关节疼痛、关节液减少、关节囊粘连软组织等情况，使关节活动范围下降。长此以往，会造成软骨、关节功能退化。如果退化的是脊柱的关节，会造成神经压迫，产生疼痛。

四、不良体态对韧带的危害

当韧带一直维持在一个延长的姿势，它的长度会渐渐变长。而延长的韧带会导致韧带跨过关节的稳定度降低，从而增加此关节的活动范围，造成过伸。重要的是韧带延长不止让韧带所在的关节不稳定，也会让上下相邻的关节不稳定，因为这些关节会增加额外的压力。因此，如果有人的膝关节韧带被延长了，其同侧髋关节及踝关节受伤的概率一定会大增。同样，有人肘关节的韧带延长，其同侧肩关节及腕关节也容易受伤。韧带里包含了负责重要反射及本体感觉的神经末端，如果持续施加超过平时人体移动或是承重的压力及张力，将会影响这些神经末端的功能。

五、不良体态对其他软组织的危害

与骨骼、关节、肌肉和韧带一样，血管、淋巴管、神经、筋膜这些软组织也会随姿势的改变而增加压力和张力，对功能造成负面影响。

第四节 预防不良体态发生的方法

一、避免长时间保持一个姿势

人体好比是一个精密且复杂的仪器，不能拆解成一个个零件。塑造自身的前提就是要有一个整体观。面对这个复杂的整体，要学会化繁为简，用最根本的、最简单的方法达到目的。虽然错误姿势有害身体，但只要经常性变换姿势，其危害就会大大降低。那么，怎样才叫经常性变化姿势呢？以孩子伏案写作业为例，每半小时应当起身休息一下，无论是上个洗手间，还是从座椅上起来，动动胳膊动动腿，伸展一下腰背、颈部都是有益的。活动时间最好能达5分钟，然后再继续写作业。孩子最长连续写作业的时间不宜超过40分钟，如果孩子连续伏案写作业一两个小时都不活动，那么不良体态就离孩子不远了。

二、经常性运动

对于缺乏运动、静坐少动的人来说，缺乏运动不仅导致颈、肩、腰、腿不适，也会带来身体机能的全面退化。经常性地、规律地参加体育锻炼，不仅可以有效改善全身机能，更可有效消除颈、肩、腰、腿痛。其实，很多时候并不是某项运动对于颈椎、腰椎特别好，而是经常性运动改变了自己静坐少动的生活方式，至少让自己不是总处于不良姿势中，那么也就间接地有益于身体健康了。国内外大量研究表明，快走这项看似不是针对腰痛的运动，也大大降低了腰痛的发生，其实就是这个道理。对于大多数家长来讲，首要是改变思想。因为孩子的学习固然重要，但身体健康更加重要，当前社会英年早逝者比比皆是，错过了最佳的成长发育时期，后期弥补往往效果很差，所以家长应该改变思想。孩子拥有了健康的身体，才可以更好地拥有这个世界，拥有自己的事业和家庭。

大多的孩子是热爱运动的，运动并非一定要累到气喘吁吁才有效，那样反而运动体验很差，导致很难坚持。其实，只要中等强度坚持每天运动1小时，就可以显著改善健康，达到预防不良体态发生的目的。什么是中等强度？运动时心跳呼吸加快，身体微微出汗，但还可以自如说话，这样的强度就是中等强度。中等强度下运动身体感觉非常舒适，是推荐给大多数人首选的运动强度。中等强度的运动心率监控有一个范围，即自己最大心率的60%~80%。最大心率的计算有一个简单的公式：运动最大心率 = 220 – 年龄。例如，一个10岁的孩子，他的中等强度运动心率范围低限 =（220 – 10）× 60% = 126次，中等强度运动心率范围高限 =（220 – 10）× 80% = 168次，那么10岁孩子的中等强度运动心率范围就是126~168次。

三、加强核心力量

说到力量训练，大家往往想到的是扛着杠铃做深蹲、卧推。其实，负重50千克深蹲是力量训练，克服自重深蹲也是力量训练。力量训练首要强调的不是重量，而是动作模式。学习并掌握蹲、推、拉等人体最基础的动作模式，让身体各个部位回归其本来的功能，进行全动力链、复合动作的训练，循序渐进地增加负重，是改善体态，提升综合体能的第一步。力量训练和一些专门性的体态矫正训练的区别在于：专门性的体态矫正训练只是针对性地刺激特定肌肉，更多的是对特定肌肉进行被动训练或放松；而平时的力量训练则是调动人的主动运动能力和控制能力，执行正确的动作。主动训练必然比被动训练的效果更明显，同时复合性动作与单一性动作相比，能更好地锻炼人体的协调能力。在正确的动作模式下，不断地发展负重，也可以强化薄弱的肌肉群，让身体各个部位达到平衡，从根本上改变体态。而对于良好体态的保护，最重要的是"核心力量"的训练，广义的核心部位是指除四肢以外的部位，也即从肩部一直到髋部，整个躯干都属于核心。加强核心力量，可以增强脊柱稳定性，对抗不良姿势对于身体的影响，提高身体适应能力。对于以增强躯干力量为主的核心训练主要应当加强上背部训练和腰腹部训练。

比如，深蹲时，看起来只是屈髋屈膝的动作，但是一个标准的深蹲涉及胸椎的灵活性、髋关节灵活性、踝关节灵活性等一系列问题，一个标准的硬拉则涉及整个后侧链的柔韧性。而且这些训练动作和我们日常生活中的常用动作一致，功能性极强，会帮人们学会正确地使用自己的身体。这些真正有用的动作长期练下来，自然会在身体上看到回馈。重要的是，执行标准的训练动作是绝对安全的。

四、中立位体态练习

中立位体态练习的目的是在各种静态和动态的体位下，使孩子的身体学会感知和控制头颈、肩脚和骨盆的正确位置。例如，静态站立位胸腔式呼吸练习，主要是在站位控制头颈、肩背和骨盆的正确位置，并学习胸腔式呼吸技巧。平板支撑练习是为了感知头颈的正确位置，并强化手支撑时肩胛的正确位置。俯卧位和仰卧位练习是感知脊柱正确形态和核心肌肉的好方法。

下面介绍一种在不良体态预防和矫正方面效果很好的中立位体态练习方法——依墙超人站立式。

（1）依墙超人站立式。先找一个地面平整、墙面上下左右平整的位置，让练习者两脚并拢，两手自然下垂，靠墙站立，如图1-4-1所示。

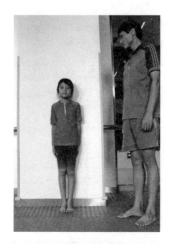

图1-4-1　依墙超人站立式前期准备1

（2）矫正师拿卷尺测量一下练习者足底到肩部上方的距离，如图1-4-2所示。

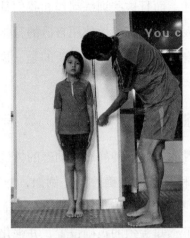

图1-4-2　依墙超人站立式前期准备2

（3）矫正师拿卷尺，在练习者足底到肩部上方距离的基础上增加5厘米（如练习者足底到肩部上方距离是120厘米，那么矫正师在这一距离上增加5厘米，就是125厘米的高度）的高度依次由左向右，左中右画三个点，宽度1米左右即可，如图1-4-3、图1-4-4、图1-4-5所示。

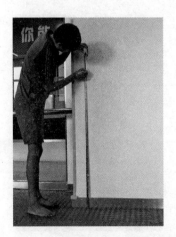

图1-4-3　依墙超人站立式前期准备3

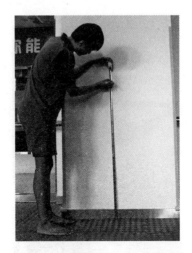

图 1-4-4　依墙超人站立式前期准备 4

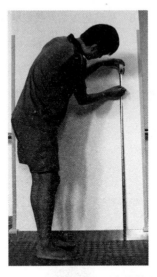

图 1-4-5　依墙超人站立式前期准备 5

（4）矫正师拿与墙面颜色有显著差异的布基胶带，依据墙上画的三个点，在同一高度使布基胶带下沿紧贴左中右三点粘贴，确保粘贴的平直，这对不良体态矫正很重要，如图 1-4-6 所示。

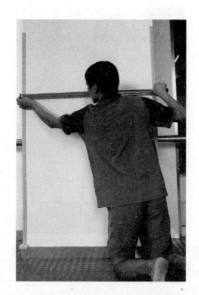

图 1-4-6　依墙超人站立式前期准备 6

（5）练习时，要求练习者两脚并拢，两臂紧贴于体侧，足跟、小腿、臀部、肩胛骨、后脑五点紧贴墙面，目视前方，如图 1-4-7 所示。

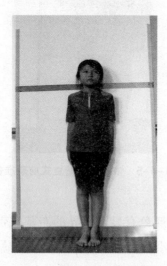

图 1-4-7　依墙超人站立式前期准备 7

（6）然后，要求练习者两臂贴墙面充分向上伸展，身体挺拔向上，如图1-4-8所示。

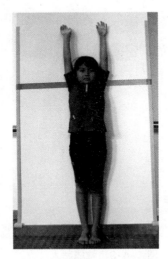

图 1-4-8 依墙超人站立式前期准备 8

（7）最后，要求练习者两臂紧贴墙面自然下落到大臂与布基胶带所贴的线平行位置，小臂与大臂夹角为 90 度。这时矫正师要不断纠正练习者的姿势，要求练习者背后足跟、小腿、臀部、肩胛骨、后脑五点要始终紧贴墙面，手臂紧贴墙面，两腿夹紧，腹部内收，两个大臂始终与布基胶带所贴的线平行，如图 1-4-9 所示。练习者吸气时头往上顶，牵引脊椎拉直向上伸展，呼气时收腹，全程保持骨盆中立位。练习者首次练习能够坚持 1 分钟即可，循序渐进，最高 1 次坚持 3 分钟即可，反复练习 3~5 组，每组间隔不少于 2 分钟。

依墙超人站立式是不良体态综合矫正的经典练习方法。这一方法既可以保证正面的身体始终保持在中垂线，也可以使身体侧面五点，即耳垂、肩峰、髂嵴、膝关节中间、腓骨外髁形成一条垂线，使身体像一座山一样巍峨挺拔。这一练习方法不仅适合少儿，还适合各年龄段的人群。每天练习几组，不仅可以达到塑造完美体态、提升气质的效果，而且可以有效促进消化吸收，滋养脾胃、润肠道，使人一整天都感觉轻松有活力。

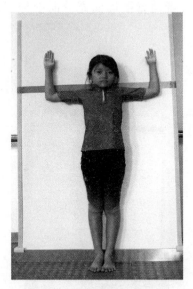

图 1-4-9　依墙超人站立式

五、伸展练习

伸展练习的目的是放松紧张和趋于缩短的肌肉，并平衡身体两侧肌肉的柔软度。例如，单腿或双腿的座位体前屈主要是伸展大腿后侧肌群，猫式伸展主要是活动脊柱并伸展腹部和背部的肌群，侧卧转身主要是提高胸椎的灵活性，头颈部伸展主要是平衡颈椎两侧肌肉的柔韧性，胸大肌的伸展主要是提高胸大肌的柔韧性，体侧各种伸展主要是平衡脊柱两侧肌肉的柔韧性。

第二章　少儿体态评估理论

第一节　少儿体态评估的价值与意义

无论是健身教练，还是瑜伽老师、项目教练，人们从事哪个职业，都能从体态评估中获益。因为它能帮助人们找到肌肉不平衡之处，从而制订更为有效的训练计划。另外，体态评估还能够帮助我们寻找被测评者疼痛的原因。

一、少儿体态评估的价值

良好的体质体现在身体形态、身体机能、身体素质心理素质、社会适应五大方面。身体形态包含体态，体态是结构，结构决定功能即身体机能，体态和机能进而影响身体素质，再进而影响心理。所以，体态是良好体质的基础。

少儿的不良体态大多数是后天形成的，而这种后天形成的不良体态是可以通过科学有效的身体姿态矫正练习方法来进行矫正的。少儿时期是生长发育的关键时期，此时期身体发育的良好与否，直接影响甚至决定着一个人一生的身体成长轨迹。人在少儿时期一旦出现较为严重的不良体态问题，如不及时纠正，势必会影响其正常身体姿态，改变其正常的身体发育轨迹，甚至造成终生无法纠正的畸形体态，直接影响其身体健康、自信心和竞争力。少儿不良体态的矫正练习方法有充分的科学依据，找出其根本所在"对症下药"，就能起到事半功倍的效果。按照科学的矫正练习方法坚持锻炼，通常情况下每周练习2~3次，2~3个月就能达到很好的矫正效果。

二、少儿体态评估的意义

人体的骨架是由许多块骨骼组成的，骨骼与骨骼之间的排列有一定的位置。正确的骨骼排列使脊柱曲线能更好地吸收震动、更有弹性、动作的活动范围更大，关节、肌肉、韧带和组织处于压力最小的位置。在这个位置上，肌肉不会过分紧张或过分松弛，也不需要额外发力去调整体态，可以很好地抵抗重力的作用，身体功能处于最强、最平衡的状态，运动也更有效率，人体坐、站、走不会引起任何疲劳、紧张和疼痛。但是，如果偏离这个标准体态，身体便会增加韧带上的压力，肌肉也需要进行调整，并且这样的调整不仅会影响该关节直接连接的部分，还会影响其上方和下方的其他关节。如果关节对位不良持续下去，那么这样的位置偏移可能会造成结构性的变化，严重影响人体正常功能。

三、少儿各部位常见不良体态问题

因养育方式、生活方式、运动健身方法的不科学，生活环境的变化等原因，很多少儿会出现不良体态。其各部位常见不良体态问题见表 2-1-1。

表 2-1-1　少儿各部位常见不良体态问题

部　位	问　题
颈椎	过度前凸、头部前倾、侧弯、旋转（左旋、右旋）
胸椎	驼背、平背、旋转
腰椎	过度前凸、前凸减小
脊柱	C 型侧弯、S 型侧弯
骨盆	前倾、后倾、旋转、侧倾
下肢	膝关节超伸、O 型腿、X 型腿、OX 型腿、扁平足、足外翻

第二节　少儿体态评估的方法

少儿体态评估采用人体静态形体状况评估方法，具体方法如下。

首先，选择一个灯光好的室内场地，在场地一端固定形体评估板，如图 2-2-1 所示，使形体评估板与地面垂直。形体评估板的前面铺设有测试垫，测试垫的中轴线对准形体评估板的中轴线，在形体评估板的对面 3 米处固定三脚架及单反相机，相机的中轴对准形体评估板的中轴线，高度设定在 110 厘米，如图 2-2-2 所示。

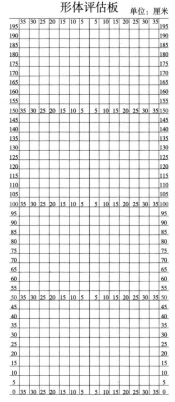

图 2-2-1　形体评估板图

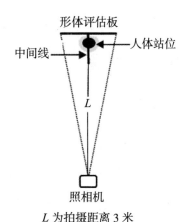

L 为拍摄距离 3 米

图 2-2-2　体态评估平面图

其次，组织被测试者进行测试，要求被测试者只穿着贴身内衣，赤足。先以自然放松状态，面向照相机，在形体评估板前测试垫上正面站立，两脚在测试垫的中轴线位置并拢，如果两脚无法并拢，两脚内侧与测试垫的中轴线保持相同距离即可，目视前方，两手自然下垂，即两手自然下垂于体侧，站姿稳定后，测试人员拍摄第一张照片；然后，要求被测试者向右转 90 度，侧向，两脚并拢，两脚踝腓骨外髁正对测试垫的中轴线自然放松站立，目视前方，两手自然下垂，站姿稳定后，测试人员拍摄第二张照片；最后，要求被测试者再向右转 90 度，背对照相机，两脚在测试垫的中轴线位置并拢，如果两脚无法并拢，两脚内侧与测试垫的中轴线保持相同距离即可，自然放松站立，目视前方的形体评估板，两手自然下垂，站姿稳定后，测试人员拍摄第三张照片。至此，一个被测试者的静态形体图像采集完毕。其他被测试者依次按照以上程序一一采集。

再次，把采集的照片传输至电脑，评估者依据形体评估板的背景中轴线、纵向定位线、横向定位线对被测试者进行体态状况分析评估，具体包括如下步骤：①将被测试者的 3 张照片按正面、侧面、背面放到体态评估报告单的对应位置，调整照片，使人体足够清晰；②在体态评估报告单上填写被测试者的个人信息，包括姓名、性别、年龄、测试时间；③依据评估程序进行评估，详见表 2-2-1。

表 2-2-1　对被评估者体态提出的问题

姿 态	内 容	问 题
正面	头	中垂线是否由前额、鼻梁到下巴穿过脸部中间
	肩	两肩是否等高
	上肢	两手臂是否与身体等距
		两侧手肘、手腕是否等高
	胸	中垂线是否穿过胸骨柄、胸骨、剑突
	腹	中垂线是否穿过肚脐

续 表

姿 态	内 容	问 题
正面	骨盆	两侧髂嵴是否等高
		两侧髂嵴是否与中垂线等距
	大腿	中垂线是否与两侧大腿等距
	膝关节	中垂线是否与两膝关节股骨内侧髁等距
		两膝能否并拢
	小腿	中垂线是否与两侧小腿等距
		小腿是否有弯曲变形
背面	头	中垂线是否穿过颅骨正中线
		两侧耳垂是否等高
	颈	中垂线是否穿过所有颈椎的中线
	肩	中垂线是否与两侧肩胛骨内侧缘等距
		两肩是否等高
		两侧肩胛骨有无前倾
		两侧肩胛骨下角是否等高
	上肢	两手臂是否与身体等距
		两侧手肘、手腕是否等高
	胸	中垂线是否穿过所有胸椎的中线
	腰	中垂线是否穿过所有腰椎中线
	骨盆	两侧髂嵴是否等高
		两侧髂嵴是否与中垂线等距
	膝关节	中垂线是否穿过两膝正中间
		两膝能否并拢
	小腿	两腿与中垂线是否等距
		小腿是否有弯曲变形

续　表

姿　态	内　容	问　题
背面	足	两足能否并拢
		足是否存在内翻或外翻
侧面	头	中垂线是否穿过耳垂
		头是否在胸椎上方，下巴有无前伸或后缩
	颈	中垂线是否穿过颈椎的椎体
	肩	中垂线是否穿过肩峰
		肩部有无内旋或外旋
	胸	中垂线是否穿过躯干中间
		胸椎曲线是否过大或变平
	腰	中垂线是否穿过腰椎椎体
		腰椎曲线是否过大或变平
	骨盆	中垂线是否穿过髂嵴
		骨盆是否有前倾或后倾
	膝关节	中垂线是否穿过膝关节中央偏前方
		膝关节有无屈膝或过伸
	小腿	小腿是否有弯曲变形
	踝	中垂线是否穿过腓骨外髁稍前方

先看正面照片，看被评估者鼻梁是否在形体评估板的中轴线上。如果在形体评估板的中轴线上，说明形体标准；如果偏向一侧，再结合背面照片来判定；如果背面照片后脑中线通过形体评估板中轴线，也说明形体标准；如果背面照片后脑中线与正面照片偏向的是同一侧，则存在身体侧倾问题，偏离形体评估板的中轴线 0~2 厘米为轻度身体侧倾，偏离形体评估板的中轴线 2~4 厘米为中度身体侧倾，偏离形体评估板的中轴线 4 厘米以上为重度身体侧倾。而后，在形体评估板上找到一条最接近被评估者两肩的平行线，看

两肩肩峰距离平行线的距离是否相等。如果正面照片和背面照片两肩峰均相等，或有其中一张照片两肩峰相等，说明体态标准；如果正面照片和背面照片两肩峰距离均不等，并且是偏向同侧，说明存在"高低肩"问题，高度差0~2厘米为轻度高低肩，高度差2~4厘米为中度高低肩，高度差4厘米以上为重度高低肩。随后，看两腿，在两足并拢的前提下，如果大腿、膝关节、小腿均有区域能够接触，说明体态标准；如果大腿、膝关节、小腿中间均有明显缝隙，则判定为O型腿，膝部的缝隙宽度0~3厘米为轻度O型腿，3~5厘米为中度O型腿，5厘米以上为重度O型腿；如果两大腿、膝关节有接触，只有小腿区域中间均有明显缝隙，则判定为OX型腿，小腿的最大缝隙宽度0~3厘米为轻度OX型腿，3~5厘米为中度OX型腿，5厘米以上为重度OX型腿。如果在两大腿有接触的情况下，两足无法并拢接触，则判定为X型腿，少年儿童两足间的宽度0~3厘米为轻度X型腿，3~5厘米为中度X型腿，5厘米以上为重度X型腿。然后，评估者看侧面照片，标准的体态是由上至下耳垂、肩峰、髂嵴、膝关节侧中线、腓骨外髁在一条垂直线上，5个标志点均与形体评估板的中轴线重合；以肩峰为参照点，前提是不存在圆肩，圆肩表现为肩部前旋，肩胛后凸外翻，如果耳垂与肩峰不在一条垂直线上，发生了前移，则判定为"颈椎过度前曲"，偏离肩峰0~3厘米为轻度颈椎过度前曲，偏离肩峰3~5厘米为中度颈椎过度前曲，偏离肩峰5厘米以上为重度颈椎过度前曲；肩部前旋，带动肩胛后凸外翻，则为"圆肩"，圆肩一般会伴有驼背，即胸椎后凸，胸椎后凸5~8厘米为轻度驼背，8~12厘米为中度驼背，12厘米以上为重度驼背；髂嵴出现前旋为骨盆前倾，后旋为骨盆后倾，偏离0~3厘米为轻度骨盆前倾或后倾，偏离3~5厘米为中度盆前倾或后倾，偏离5厘米以上为重度盆前倾或后倾。标准的体态膝关节大小腿从侧面看应该是180度，如果膝关节后侧超过了180度，即为膝关节超伸，超过0~3度为轻度膝关节超伸，超过3~5度为中度膝关节超伸，超过5度以上为重度膝关节超伸。

　　在评估时，我们需要从整体的角度去看待被评估者的体态问题，从而发现那些导致或影响他们体态的根本因素。被评估者感到疼痛、不舒服或功能受限的地方并不一定是问题的源头，如果我们过分关注被评估者的局部问题，就有可能会忽视整体的问题。例如，被评估者有显著的颈椎过度前曲问题，但很有可能是身体其他相关部位有问题。如果身体其他相关部位的不平衡没有得到改善，脖子的问题将无法解决。明显的颈椎过度前曲时常伴有胸椎后凸（驼背），为了代偿，颈椎不得不增加前凸的角度，否则眼睛只能看地板。所以，如果胸椎后凸（驼背）的情况没有得到矫正，无论体态的矫正如何进行，颈椎过度前曲的问题将无法根本解决。

　　最后，根据评价标准，将测评结果填写至体态评估报告单，如图 2-2-3 所示。

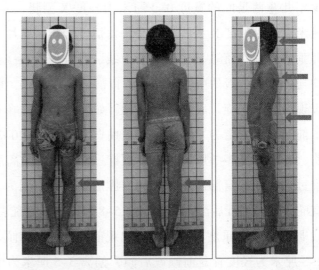

受检人信息：
姓名：***　　性别：男
年龄：8 岁
测试时间：2017 年 12 月 30 日

测评结果：
1. 轻度头部前倾；
2. 轻度圆肩驼背；
3. 轻度骨盆前倾；
4. 重度 O 形腿

图 2-2-3　体态评估报告单

　　正面观标准体态，两肩峰连线是平行的，偏离越多，说明高低肩越严重。高低肩是由于脊柱两侧肩部和颈部肌肉力量不均衡导致的，单肩背书包、坐姿不正确都会导致肩部形态的改变。

　　侧面观头部的不良姿态主要有前倾和后仰两种。这两种不良姿态的形成都与颈部肌肉的紧张度有关。当深层颈屈肌力量不足，肌肉松弛的时候头部就会表现出后仰的姿态；当深层颈屈肌力量过强时，就会出现前倾的姿态。另外，颈椎的过度前弓也会导致头后仰的姿态，而颈椎曲度僵直会导致头前倾的姿态。正常的颈椎形态是微微前凸，当头的位置越来越向前移动时，颈椎就会出现过度前曲，而头的位置改变，会造成颈椎压力的变化，可引起颈椎压力成倍的增加，引起头晕、头痛、脑部缺血缺氧等危害极大的症状，因此，保持正确的颈椎姿态是非常重要的。

　　肩胛骨如果前引就会形成圆肩的不良姿态，长期的圆肩可能导致胸椎后凸加剧，形成驼背。通过对肩胛骨位置的观察，我们可以判断该学生是否有圆肩的不良姿态。

　　骨盆的姿态与腰椎的状态有密切的关系，骨盆姿态的不正确分两种情况：前倾和后仰。前倾会导致腰椎过度前凸，后倾则会导致腰椎曲度变直，两者都会影响到腰椎的正常功能。当骨盆位置发生变化离开中立位时，作为脊柱的末端，会逆向影响到整个脊柱的正常生理弯曲。骨盆后倾的形成也与久坐有关，久坐容易导致背部肌肉拉长、变得松弛，腘绳肌趋于缩短、变得僵硬，导致骨盆产生后倾的问题。

　　背面观的评估能反映出脊柱两侧力量和柔韧是否在均衡发展。头侧倾主要是由于颈部两侧肌肉力量不平衡所致，需要进行针对性的伸展练习和力量练习，使两侧肌肉达到平衡。

　　脊柱侧弯分为结构性脊椎侧弯和非结构性脊椎侧弯。结构性脊椎侧弯是脊椎不可逆的侧弯合并椎体旋转，是由于先天性结构缺陷和遗传因素所致。非结构性脊椎侧弯又称为功能性脊椎侧弯或姿势性脊椎侧弯，是一种可逆性的脊椎侧弯，长期姿态不良、扁平足、长短脚、书包长期侧背都会导致侧弯的发生。研究表明，由于女性的韧带及肌肉系统一般而言较男性弱，所以更容易出现脊柱侧弯。主要症状有轻者颈背酸痛，腰疼无力，重度则是心肺受制，功能失常，并可能连带有自主神经失调之现象。

　　骨盆的侧倾和脊柱侧弯有一定的关系，而腰部肌肉力量的不平衡也会导致脊柱侧弯发生，严重时会出现长短腿的现象，使两条本来一样长的腿看上去一长一短。

第三节　少儿常见不良体态及对健康的危害

一、头部前倾及其危害

头部前倾是指头部偏离中垂线，向前发生倾斜，其直接导致人体颈椎关节结构发生变化，如图 2-3-1 所示。

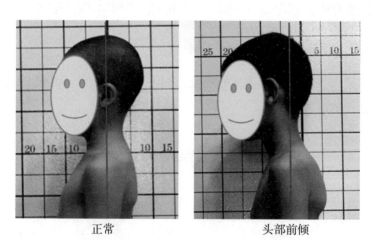

正常　　　　　　　　　头部前倾

图 2-3-1　正常头部位置与头部前倾比较

现代人经常遭受颈椎病、肩周炎和偏头痛的折磨。这些症状都与头部过度前倾的体态有关。头部的重量短时间内虽然不会变，但如果头部超出了它原来的位置，就会给颈部和腰部增加更多的负担。成人头部的重量是人体体重的 8%~10%，少儿占的比重更高。头部每向前伸出 2 cm，就会给颈部多增加约 50% 的负担。女性颈部肌肉比男性弱，所以女性更容易得颈椎病。长期的头部前倾会引起以下问题：

（1）降低对头部的减震作用。

（2）颈部僵硬，正常活动受限。

（3）颈椎有大量神经、血管、主动脉，颈椎前倾会压迫颈动脉对大脑的供血，同时颈后肌肉被动拉长，容易劳损僵硬酸痛，引起慢性颈椎病变，头晕、摇晃、恶心、食欲不振，类似自主神经失调的症状。

（4）慢性肌肉劳损，导致黄韧带肥厚、项韧带损伤、椎间盘突出。

（5）压迫神经，紧张性头痛。

（6）血液循环变慢，影响大脑血供，还会导致高血压或血压忽高忽低、食欲下降、心慌、睡眠不佳等。

（7）用嘴呼吸，思考能力下降，腹压降低，腰椎不稳，免疫力下降。

二、高低肩及其危害

高低肩是指人体两肩不等高的现象，如图 2-3-2 所示。高低肩是一种发育障碍，因此，不容忽视。

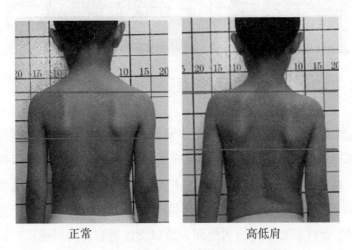

正常　　　　　　　　　　高低肩

图 2-3-2　正常两肩位置与高低肩比较

高低肩对人体的危害，可能很多人都不以为然，不就是一个肩高，一个肩低吗？很多人认为高低肩是很正常的一件事，因为现在很多人都会有高低肩问题。这是因为非惯用手的肩通常比惯用手的肩低。高低肩对人的危害是巨大的，高低肩不仅仅是简单的身体不平衡，最重要的是引起了脊柱的变形，脊柱的偏歪会压迫脊柱周边神经，引起手臂麻木、脖子酸痛、头昏、睡觉质量低下、血压、心脏系统等问题。长期的高低肩会引起以下问题：

（1）颈肩疼痛。这是由于高的一侧肩膀会对颈部软组织造成压迫，对侧的软组织则会被拉长，附近的肌肉过度紧，或者由于脊柱侧弯导致的脊柱变形进一步使颈椎侧弯，因此，容易产生颈肩部位的慢性疼痛。

（2）慢性头痛。当颈肩部位的疼痛更加恶化时，很可能将疼痛蔓延至头部，甚至产生慢性头痛的病症。

（3）颈椎退化。如果高低肩的问题无法得到解决，长年的姿势不正会使颈椎所承受的负荷量过重，最后可能导致颈椎部位退化，甚至形成骨刺。

（4）腰痛，腿长短不一。长期的高低肩会造成骨盆的位移，使腰部组织肌力不平衡，导致腰痛。同时，骨盆移位会使腿长发生变化。

三、脊柱侧弯及其危害

正常人的脊柱从后面看应该是一条直线，并且躯干两侧对称。如果从后面看到有两肩不等高、后背左右不平，就可能有脊柱侧弯，如图2-3-3所示。

轻度的脊柱侧弯通常没有明显的不适，外观上也看不到明显的躯体畸形。但脊柱侧弯会影响婴幼儿及青少年的生长发育，使身体变形，严重者可以影响心肺功能，甚至累及脊髓，造成瘫痪。脊柱侧弯引起的危害如下：

（1）影响脊柱外形和功能。脊柱侧弯导致脊柱变形、肩背部不平、胸廓畸形、骨盆倾斜、长短腿、姿势不良等异常形态，同时影响活动度等功能。

（2）影响生理健康。脊柱变形易导致肩背部、腰部顽固性疼痛，严重者甚至出现神经受损、神经受压、肢体感觉障碍、下肢麻木、大小便异常等症状。

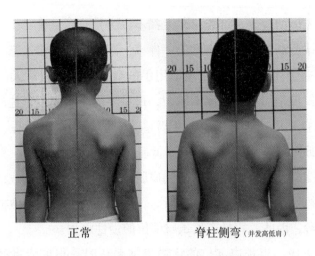

正常 　　　　　　　　脊柱侧弯（并发高低肩）

图 2-3-3　正常脊柱位置与脊柱侧弯比较

（3）影响心肺功能。研究表明，脊柱侧弯者其肺泡数量低于正常人，肺泡过度充气或萎缩，累积肺叶或全肺，肺动脉直径也远低于同龄人。脊柱侧弯患者胸腔容积减小，吸气相和呼气相胸廓容积均低于正常对照组。脊柱侧弯影响气体交换，包括局部通气、血流、通气血流比、弥散等，易发短气、喘气等呼吸障碍，且影响血液循环。

（4）影响胃肠系统。脊柱侧弯使腹腔容积减小、脊柱神经对内脏的调节功能紊乱，进而引起食欲不振、消化不良等胃肠系统反应。

四、圆肩驼背及其危害

圆肩驼背常常同时发生，两者相互影响，在少儿中较为常见。发生圆肩时肩部发生前旋，两肩胛外翻距离增大，驼背是胸椎过度后突，如图 2-3-4 所示。

圆肩驼背除了影响人体美观外，最严重的是会引发一系列并发症。

（1）颈肩背部僵硬疼痛，压迫颈丛神经和臂丛神经，引起肩酸背痛，手臂麻痹的问题。颈部和肩部肌肉紧张，会引起颈部曲度减小、僵硬、大脑供血不足，引起肩周炎、颈椎病。

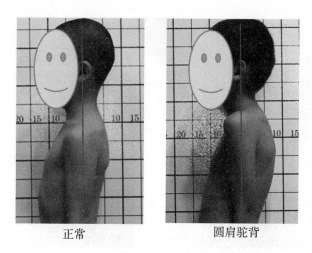

正常　　　　　　　　　圆肩驼背

图2-3-4　正常肩部和背部位置与圆肩驼背比较

（2）探头导致颈椎曲度改变，压迫颈神经，出现肩臂麻木、头痛，压迫椎动脉导致头晕。

（3）含胸驼背，压迫胸腔，导致胸廓畸形、膈肌活动受限而出现呼吸不畅，摄入的氧气不够，体内废弃物排出缓慢受阻，容易体内积累毒素，心慌、胸闷，体力下降。

（4）会使身体的重心前移，平衡能力下降，容易摔倒。

（5）会使横膈膜处在紧张缩短的状态，压迫大动脉和腔静脉，心肌过劳，心脏压力大，同时会影响消化吸收，造成便秘。

（6）圆肩驼背导致肩胛骨前引，中下斜方肌和菱形肌过度拉长，肩胛骨不稳定，肩部活动能力下降，影响日常生活及运动。

五、骨盆前倾及其危害

骨盆前倾是骨盆位置偏移的病态现象，正确的骨盆位置髂嵴通过人体侧方中轴线，骨盆前倾时髂嵴前旋，最明显的特征是臀部后凸上翘，小腹前凸，如图2-3-5所示。

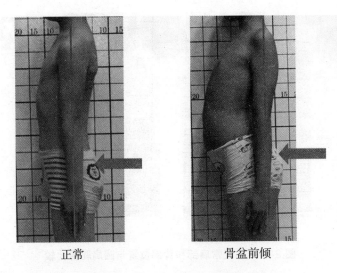

正常　　　　　　　　　骨盆前倾

图 2-3-5　正常骨盆与前倾骨盆比较

　　骨盆前倾是很多人都遇到的一个问题，有的人不以为然，不会选择用积极的态度进行矫正，骨盆前倾的危害如下：

　　（1）骨盆的位置改变会造成人体比例失调，引起内脏的下垂，小腹凸起，使身体曲线严重失去美感。

　　（2）骨盆有保护人体内脏和生殖器的作用，骨盆位置改变会直接影响盆腔内的器官和内脏。骨盆的前倾还会使子宫、卵巢之类本来的形态受到扭曲，从而使体液的流动受到阻碍，甚至部分失去作用，造成便秘或者痛经。

　　（3）骨盆的前倾会导致血管受到压迫，阻碍血液的正常流动，加上肌肉因为变形而更加紧张，久而久之就会造成慢性疲劳。在肌肉紧张、僵硬以后，就会造成血液的不流通，身体就会发冷、畏寒、易疲劳。

　　（4）骨盆前倾会带动腰椎曲度过大，导致腰痛，因为前倾的骨盆会给腰骶关节造成较大的压力。

六、O 型腿及其危害

当人体自然站立时，两足内踝能相碰而两膝不能靠拢，就是 O 型腿，医学上称为"膝内翻"，俗称"罗圈腿"，如图 2-3-6 所示。

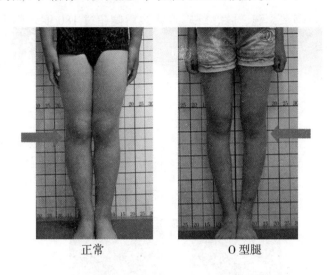

正常 　　　　　　　O 型腿

图 2-3-6　正常下肢与 O 型腿下肢比较

O 型腿是非常难看的一种腿形，特别是对女性而言，严重影响其形体美。O 型腿不仅仅是影响形体美，其危害也很大。主要危害如下：

（1）正常的膝关节，压力是平均分布在关节面上，而 O 型腿的人由于膝关节内翻，身体重量就过多集中于膝关节内侧关节面上。过度的压力和摩擦力会导致膝关节内侧软骨面磨损，胫骨平台塌陷，继发骨性关节炎。年龄增大后，就容易出现关节痛，影响正常的行走活动。

（2）O 型腿的人由于身体重量过多集中于膝关节内侧，在行走时，不易保持平衡，容易摇摆，形成鸭子步，不但步态难看，而且由于下肢作用力线的不垂直，膝关节和腰椎间盘等磨损会提前，加重腰椎的磨损。很多人会长期有腰膝疼痛等症状，严重影响生活质量。

七、膝关节超伸及其危害

当人体自然放松站立时，从侧面看，髋、膝、踝三个关节基本在一条直线上，呈 180 度。当膝关节过于松弛，髋关节前移到膝关节相对位置的前方，脚掌着力点移至前脚掌，髋、膝、踝三点连线后侧超过 180 度，称为"膝关节超伸"，如图 2-3-7 所示。

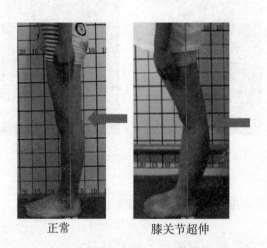

正常　　　　　　膝关节超伸

图 2-3-7　正常下肢与膝关节超伸下肢比较

在正常的站姿下，膝关节应该处在一个放松、非锁死的状态，而超伸的膝关节其功能受到严重影响。膝关节超伸的危害如下：

（1）在承重时膝关节锁死，得不到肌肉的保护与缓冲。

（2）容易造成体态的代偿，如骨盆前倾、重心前移、足跟痛。

（3）静止或运动时，髌骨均会过度靠近股骨，出现过度摩擦，久而久之会出现膝盖疼痛。

（4）运动时容易出现错误动作模式，以膝超伸的姿态完成一些跑跳动作时，会提高前交叉韧带损伤的风险。

（5）膝部韧带和关节囊松弛。

（6）股四头肌容易产生痉挛。

八、足外翻及其危害

由于腓骨肌群的挛缩而导致足呈外翻位，呈现跟骨外移，距骨头向内半脱位，足弓内缘降低的特征，即足外翻，如图 2-3-8 所示。

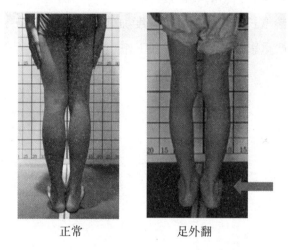

正常　　　　　足外翻

图 2-3-8　正常下肢与膝关节超伸下肢比较

足外翻是一种足部畸形，一般会同时伴有扁平足和舟骨塌陷。足外翻的危害如下：

（1）足外翻会造成踝关节内侧张应力增加，外侧压应力会增加，内侧踝关节易扭伤。还会产生很多严重的并发症，而且会产生疼痛，严重影响人的生活和工作。

（2）足外翻会使内侧足弓压力增加，会使扁平足恶化，足部易感到疲劳和疼痛，还可能引起足底筋膜劳损、骨刺等症状。较严重者更可导致膝关节疼痛及腰痛。

（3）足外翻最严重的危害就是会随着少儿年龄的增长而加重病情，不利于少儿的健康成长。

（4）足外翻增加了拇趾外翻和足趾交叠的可能性，也会造成跖骨疼痛、趾间神经炎、足底筋膜炎。

（5）足外翻常伴有扁平足和舟骨塌陷，小腿中点、跟腱中心、跟骨中心三点连线呈 X 形，走路时间长了就会感觉足部疼痛。足外翻还会引发踝关节外翻变形，使患者感觉疼痛，影响其正常行走。

（6）随着年龄增长，足外翻畸形程度加重，会产生很多严重的并发症，而且会产生疼痛，严重影响患者的生活和工作。

第四节　少儿不良体态运动矫正的理论原理

一、运动矫正不良体态的理论基础

人体的运动系统由骨骼、关节、肌肉三部分组成，骨骼以不同形式联结在一起，形成了人体的基本体态（骨架），并为肌肉提供附着。人体在神经支配下，以肌肉收缩为动力，以牵拉骨骼为杠杆，以关节为枢纽，产生运动。人体的关节结构决定了它的运动形式和灵活度，无论做屈伸、内收外展、旋转，肌肉有原动肌（主动肌），就有相对应的拮抗肌（对抗肌），在原动肌收缩完成动作的过程中，位于原动肌相反一侧的拮抗肌就会松弛和拉长。不良体态的产生是由于骨架原有位置的改变，固定骨架位置的主要是肌肉和韧带，一旦一侧肌肉和韧带松弛，就会使骨骼位置发生改变形成不良体态。

不良体态形成的原因分为结构性和功能性两种。结构性不良体态是先天的、永久性的，无法通过运动来矫正；功能性不良体态是指长期的、错误的习惯等后天造成的。少儿不良体态大多数原因都是功能性的，先从身体姿态的变化开始，延伸到功能性，然后肌肉对姿态的偏离做出适应性的改变，导致了肌肉的不平衡，破坏了肌肉合理的受力情况，造成了有些肌肉会过度紧张和缩短，而另一些肌肉会变弱和过度拉长。这样就会把压力集中在身体的某一点，造成局部的不舒服、长期的疼痛和关节的不稳定。如果一个孩子先天骨骼发育有异常，那他尽管某些肌肉相对短、某些肌肉相对长，但其中力量可能是平衡的。但如果一个人是后天原因导致的问题，那么他的肌肉力量是失衡的。运动矫正主要作用于后天原因导致的不良体态，先天原因导致的问题应该寻求医生的帮助。

当前，少儿的不良体态大都是后天造成的。例如，一个孩子经常低头写作业或玩手机，久而久之颈部前侧的头长肌、颈长肌、舌骨上肌就会收缩缩短，且越来越紧，颈部后侧的肩胛提肌反而被越拉越长，变得越来越松弛，进而导致头部前倾。如果一个孩子经常做俯卧撑，胸大肌、胸小肌的力量会越来越大且越来越紧，很少练习斜方肌，斜方肌会越来越松弛，这样就会造成躯干前侧的胸大肌、胸小肌缩短，躯干后侧的斜方肌被拉长，从而导致圆肩驼背。由此可见，运动矫正不良体态的关键是拉伸过紧、缩短的肌肉，练习拉长、松弛的肌肉，把骨架拉伸到正确的位置，并使两侧肌肉力量平衡。因此，运动矫正少儿不良体态的理论原理就是肌肉力学平衡。

运动矫正少儿不良体态的过程就像把一块"铁"打造成一把"剑"的过程，先要加热，只不过运动矫正少儿不良体态是通过身体的运动来给自己"加热"，待身体"加热"后，再根据体态问题进行力量练习，不断修正变形的骨架。这需要一个周期性的过程，且需要根据骨架的变化不断变化力量练习的方式、大小、频率等，就像打造一把"剑"的锤炼过程，不是一朝一夕的事情。每次练习都需要先"加热"，主要目的是减低肌肉黏滞性，使运动系统达到最佳状态，这样才能达到最佳的体态矫正效果。

二、运动矫正不良体态的运动基础

运动矫正不良体态，主要运用功能性的姿态练习来解决不良体态的问题，一般从两方面入手。一方面，保持良好身体姿态的实质是要具有对自身各部位（如髋部、腰部、胸部、头部及四肢之间）相对位置的正确感觉，以及深层肌肉所起的固定作用，尤其是对脊柱正常形态的固定作用，这是保持姿态健康的关键。姿态训练实际上更需要的是提高身体的本体感觉和肌肉控制能力。身体正确位置的维持需要相应深层肌肉长时间的收缩，实际上是要提高肌肉的控制能力，因此，所有的肌肉力量练习应尽量选择静力性的，或是慢而有控制并保持一定的时间，避免快速的、爆发性的练习。另一方面，要提高由于不良姿态所引起变弱和拉长肌肉的力量，同时伸展那些经常紧张和缩短的肌肉，从而达到纠正不良姿态的目的。例如，长期伏案学习会引起头部前倾、驼背、身体重心后移的不良身体姿态，造成背部肌肉拉长变弱、臀大肌变弱、腹部肌肉缩短变弱、大腿后部肌肉缩短变弱并且紧张，压力长期集中在颈部和腰部，引起颈部和腰部的不适和疼痛，同时造成腰椎曲线变平、脊柱抗击冲击力的作用减弱等问题。要改善这种不良的身体姿态，需要通过加强背肌的力量、缩短背肌长度，伸展和拉长胸大肌和大腿后部肌群，向后伸展脊柱、增大脊柱向后的活动度等练习来重新获得脊柱的正常位置，减轻颈部和腰部的压力，这样才能真正解决问题。

第五节　少儿不良体态运动矫正的注意事项

不良体态运动矫正是以人体解剖学、运动生物力学为理论基础，通过功能性运动，在巧妙、自然、轻松、无痛的情况下，慢慢矫正不良体态的方法。由于其无副作用，能够矫正不良体态，还可以有效提升人体健康水平，故得到大众的广泛认可。不良体态不是一天造成的，更不可能在一天内得到解决。它来源于日常，所以也要在日常中解决。它的到来是无意识的，但是想恢复回去，则需要孩子在行为和心理上都时刻有意识地控制。不良体态的改善是一个极为漫长的过程，需要在日常生活中时刻注意。当然，关于不良体态，还有一个训练之外的要点，就是要树立自信心。心态影响体态，这是任何人都逃不脱的规律。因此，体态矫正要不受误导，坚韧自信。

一、运动矫正的禁忌

当不良体态者的矫正部位有发炎、血肿、椎动脉血管问题、恶性肿瘤、矫正后引起剧烈疼痛等急性症状时，不能进行运动矫正。

在日常生活中，当孩子出现不良体态时，很多家长往往会选择一些牵引、物理治疗的支具、模具用于矫正。我们不建议这样做，除非家长和真正的专业人士面对面咨询过，对方认为孩子的情况可以用这样的支具或模具矫正才可以。因为支具或模具并不能作为矫正的完全替代品，而是在特定情境下配合使用的辅助器具。另外，人是立体的，很多体态问题是由多个骨关节偏移而造成的，简单的支具往往只能解决一个关节的问题，如绑腿解决不了人体功能性的髋内旋的 O 型腿。

二、运动矫正的原则

（1）找到不良体态造成的原因，并且想办法消除。

（2）安全第一，不要急于求成。

（3）增加活动度低肌肉的训练，减少活动度高肌肉的训练，柔软关节，使关节回到正常的位置。

（4）脊椎问题的矫正一般需要 3~6 个月。腿部问题的矫正一般需要1~1.5 年。

（5）不良体态矫正需要注重特定的肌肉训练，特定肌肉力量训练的要求如表 2-5-1 所示。

表 2-5-1 特定肌肉力量训练要求

项目	要 求
频率	2~3 次 / 周，隔天进行
强度	中等力量——最大力量的 50%~60%
时间	30~40 分钟
状态	使用大肌群进行抗阻运动
重复	每组 8~12 个
组数	3~5 组
状态	每组间休息 2~3 分钟
进程	随着自身力量的增加，阻力可以适当加大，或者组数增多，或频率增加

（6）运动矫正牵拉时至少保持 30 秒，只有超过这个时间才会让牵拉有机会跨过障碍点。

（7）当不良体态矫正成功后，需要强化深层肌肉训练，加强核心力量，发挥对关节正确位置的保护。

第三章 少儿常见不良体态及运动矫正

第一节 少儿头部前倾成因及运动矫正

　　头部前倾时，颈椎向前，正常的曲度会变小或消失，颈椎变直，如图3-1-1所示。简单的自我检测方法是，当自然放松站立时，从侧面观，耳垂的位置在肩峰的前方，头部前倾一般不是孤立发生的，往往和圆肩驼背同时发生。在这一姿势下，颈部深层的短屈肌群会减弱，久而久之，肌群功能就会弱化。肌群功能弱化会对颈部产生很大影响，因为这些肌群除了具有稳定颈部的作用外，也提供了本体感觉。颈长肌不只是颈椎的屈肌，因为它含有非常多的肌梭，故也是本体感觉很重要的肌肉。它在说话、咳嗽、吞咽时也是颈部的稳定肌群。颈长肌弱化会降低颈部弯曲的能力，特别是抵抗重力的活动以及降低头部在说话、咳嗽、吞咽时的稳定度。斜角肌会因头部前倾而肥大和痉挛，两侧的胸锁乳突肌收缩会造成颈椎延展而非弯曲。

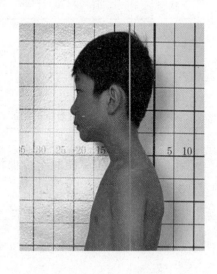

图 3-1-1　头部前倾

一、少儿头部前倾成因

少儿头部前倾的形成原因主要有三方面。

（1）写作业、使用电脑、看书、玩手机时低头。

（2）后背背负过重的书包，造成弯腰驼背、头部前倾，所以头部前倾与驼背密切相关。

（3）经常做仰卧起坐，做腹部动作时颈部肌肉过紧，造成功能代偿。

二、头部前倾的肌肉变化

当头部前倾发生时，颈椎前后方肌肉长度会发生相应的变化，如表 3-1-1 所示。这是指导运动矫正头部前倾的关键。

表 3-1-1　头部前倾的肌肉变化

区　域	缩短的肌肉	延长的肌肉
颈前方	头长肌、颈长肌、舌骨上肌	舌骨下肌
颈后方	枕下肌群	肩胛提肌

三、少儿头部前倾运动矫正

运动矫正头部前倾的关键就是拉伸、延长颈部前方缩短的肌肉，练习、收紧颈部后方延长的肌肉。热身后，先通过仰望式（图 3-1-2、图 3-1-3）和鱼式（图 3-1-4 至图 3-1-6）拉伸颈部前方缩短的肌肉，然后通过强颈式（图 3-1-7、图 3-1-8）和提拉式（图 3-1-9、图 3-1-10）练习、收紧颈部后方延长的肌肉，就可达到很好的矫正头部前倾的效果。

（一）仰望式

以"安乐坐"的体式端坐，如图 3-1-2 所示，调整呼吸，吸气，颈椎慢慢后伸至最大幅度，停留 5~10 秒，呼气慢慢还原，反复练习 2~3 次，如图 3-1-3。

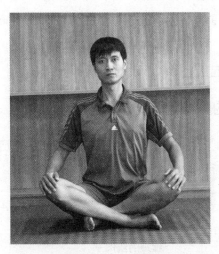

图 3-1-2　安乐坐

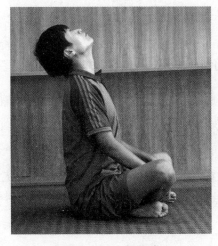

图 3-1-3　仰望式

（二）鱼式

（1）背朝下平躺在地面上，两脚并拢，两手手面向上放于臀部下方，如图3-1-4所示。

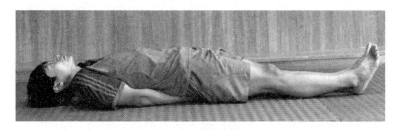

图 3-1-4　鱼式准备 1

（2）吸气，两肘用力，把躯干抬离地面，胸部上顶，如图3-1-5所示。

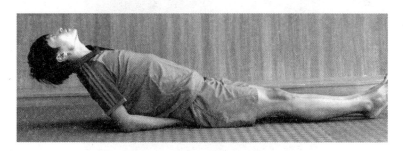

图 3-1-5　鱼式准备 2

（3）呼气，头部后仰，头顶触地，紧贴地面，移动两手放在身体两侧，如图3-1-6所示。保持这个体式20~30秒钟，正常地呼吸。呼气，放松还原。反复练习2~3次。

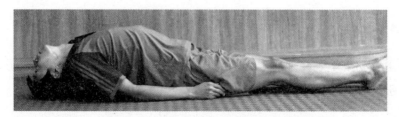

图 3-1-6　鱼式

（三）强颈式

（1）把阻力圈一端固定于把杆上，练习者面向把杆两脚开立，把阻力圈另一端套于头部耳部上方，两手从两侧抓住阻力圈，起到稳定阻力圈的作用，以免用力时阻力圈由头部滑落，然后调整人体与把杆的距离，屈膝下蹲，头部前倾，如图 3-1-7 所示。

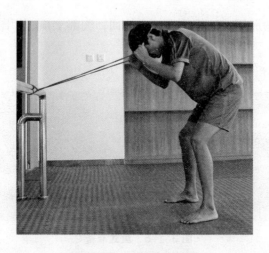

图 3-1-7　强颈式准备

（2）身体稳定，头部向后用力拉伸，练习颈部后方枕下肌群，速度不用太快，反复练习 8~10 次，如图 3-1-8 所示。而后稍作休息再次进行练习，反复进行 3~5 组。

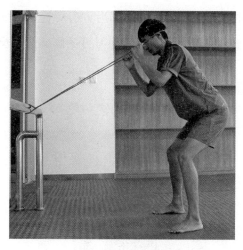

图 3-1-8　强颈式

（四）提拉式

（1）练习者两脚开立，与肩同宽，把阻力圈对折一下，这样就减小了阻力圈的直径，增大了阻力，一端踩于足下，另一端握于同侧手中，如图 3-1-9 所示。

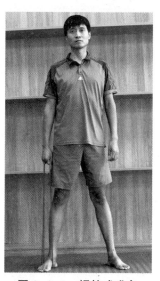

图 3-1-9　提拉式准备

（2）练习者屈肘向上提拉，练习颈部后方肩胛提肌，速度不用太快，反复练习 8~10 次，如图 3-1-10 所示。而后练习另一侧，两侧反复进行 3~5 组。

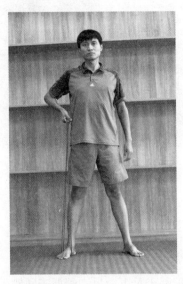

图 3-1-10　提拉式

第二节 少儿高低肩成因及运动矫正

人体自然放松垂直站立时，正常的两肩应该是平行的，在一个平面上。当出现一个肩比另一个肩高时，就是"高低肩"，如图 3-2-1 所示。高低肩呈现出一侧肩胛骨抬高的特征。肩部抬高的一侧颈部软组织会受到轻微的压迫，长时间会对颈部功能产生重要影响。当高低肩长时间得不到矫正时，身体为了保持重心平衡会自己做出调整，慢慢会向下影响到脊柱、骨盆、腿。因此，日常生活中脊柱侧倾、高低肩、骨盆侧倾、长短腿往往同时发生在一个孩子身上。这种不平衡既是原因，也是结果。这种不平衡还会导致一些习惯性的重心偏移站姿以及跷二郎腿等姿势。这不是什么错误姿势，只是因为不平衡的情况下保持这些姿势更舒适和省力。而这些姿势又会加剧左右的不平衡。另外，这种不平衡也会导致左右力量不一样大和左右关节活动范围不一致，从而加剧不平衡，反复循环，造成更加严重的不良体态，如图 3-2-2 所示。

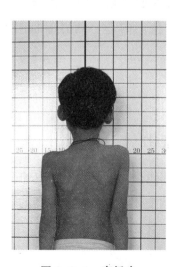

图 3-2-1 高低肩

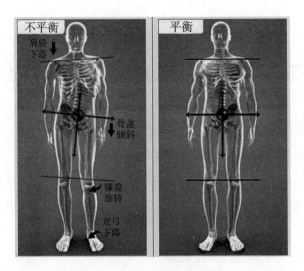

图 3-2-2　高低肩并发问题

一、少儿高低肩成因

（1）在日常生活中，非惯用手的肩通常比惯用手的肩低。

（2）长期用一侧肩背单肩书包、睡觉姿势不对、躺在床上看书，经常跷二郎腿，都会引起经常使用的那一侧肩部肌肉紧张，造成这一侧的肩比较高。

（3）因为骨架的关联性，脊柱侧弯、骨盆侧倾、长短腿都有可能引起高低肩。

二、高低肩的肌肉变化

当高低肩发生时，肩部肌肉长度会发生相应的变化，如表 3-2-1 所示。这是高的一侧肌肉长度发生的变化，低的一侧与高的一侧肌肉变化恰恰相反，这对指导运动矫正高低肩非常重要。

表 3-2-1　高低肩高的一侧肌肉变化

区　域	缩短的肌肉	延长的肌肉
肩部	上斜方肌、肩胛提肌	前锯肌、下斜方肌

三、少儿高低肩运动矫正

运动矫正高低肩的关键就是通过按摩、拉伸放松缩短的肩部肌肉，通过运动练习，收紧肩部延长的肌肉。热身后，首先通过按摩（图 3-2-3）和拉蹬式（图 3-2-4）对高的一侧肩部的上斜方肌和肩胛提肌放松、拉伸、延长；而后通过提拉式（图 3-2-5、图 3-2-6）和上举式（图 3-2-7、图 3-2-8）练习低的一侧肩部的上斜方肌和肩胛提肌，就可达到很好的矫正高低肩的效果。

（一）按摩

高低肩者自然放松坐于垫上，矫正师在背后对高低肩者高的一侧上斜方肌和肩胛提肌进行按摩放松，如图 3-2-3 所示。

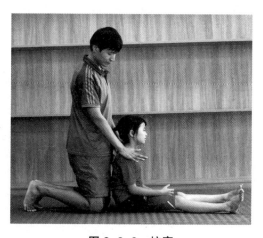

图 3-2-3　按摩

（二）拉蹬式

高低肩者自然放松躺于垫上，矫正师坐于肩高的一侧，靠近高低肩者的足蹬于对方腋窝处，两手握住高肩的手腕进行拉伸，延长这一侧缩短的上斜方肌和肩胛提肌，如图 3-2-4 所示。

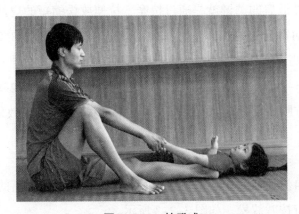

图 3-2-4　拉登式

（三）提拉式

（1）练习者两脚开立，与肩同宽，把阻力圈对折一下，这样减小了阻力圈的直径，增大了阻力，一端踩于低肩一侧的足下，另一端握于同侧手中，如图 3-2-5 所示。

（2）练习者屈肘向上提拉，这样可以有效练习肩部的上斜方肌和肩胛提肌，速度不用太快，反复练习 8~10 次，如图 3-2-6 所示。一组完成，稍作休息再进行练习，同侧反复进行 3~5 组。

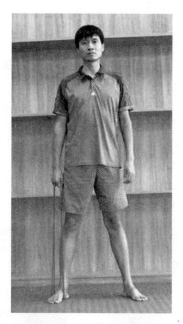

图 3-2-5　提拉式准备

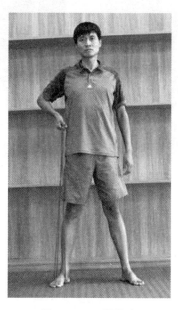

图 3-2-6　提拉式

（四）上举式

（1）练习者两脚开立，与肩同宽，把阻力圈一端踩于低肩一侧的足下，另一端握于同侧手中，屈肘放于肩部，手心朝前，如图3-2-7所示。

（2）练习者向上推举，手臂伸直，而后屈肘还原，反复练习8~10次，这样也可以有效练习肩部的上斜方肌和肩胛提肌，如图3-2-8。一组完成，稍作休息再进行练习，同侧反复进行3~5组。

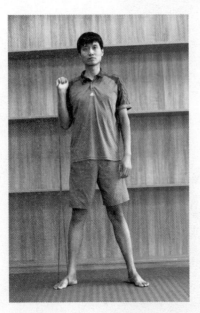

图3-2-7　上举式准备

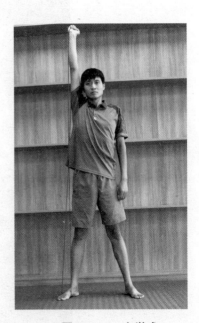

图3-2-8　上举式

第三节　少儿脊柱侧弯成因及运动矫正

脊柱是骨架的中轴，正常情况下，它有 4 个生理弯曲。颈段凸向前，胸段凸向后，腰段再凸向前，骶尾段再凸向后。健康的人必定拥有脊柱的这些正常的生理弯曲，一旦这些正常的生理弯曲发生变化，势必造成身体病态，从而严重影响人体的健康。而不良的身体姿态易造成相关生理弯曲的病变。一个人拥有平衡、均整、柔软的脊柱，才能让全身的神经循环顺畅，有讯号连接顺畅的神经系统，才能让身体各部位的器官组织生理功能完全正常发挥，人才会拥有真正的健康。因此，脊柱的健康对人体健康而言尤为重要。脊柱侧弯是指从后面看本应垂直的脊柱发生侧凸，如图 3-3-1 所示。在我们的调查研究中，发现少儿脊柱侧弯的比例占到 8.53%，由于女孩的韧带及肌肉系统较男孩弱，所以更容易出现脊柱侧弯。脊柱侧弯可发生在颈椎、胸椎、腰椎等处，常发生于胸椎和腰椎。从形态来分，脊柱侧弯有 C 型和 S 型两种，如图 3-3-2 所示。脊柱侧弯的主要症状为两肩高低不平，脊柱偏离中线，肩胛骨一高一低，一侧胸部出现皱褶，前弯时两侧背部不对称。

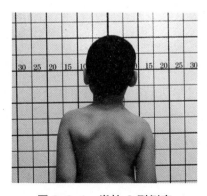

图 3-3-1　脊柱 C 型侧弯

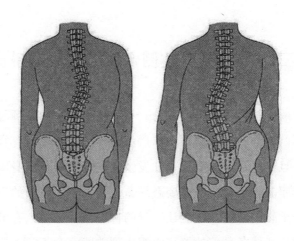

图 3-3-2　C 型和 S 型脊柱侧弯

一、少儿脊柱侧弯成因

少儿脊椎侧弯分为结构性侧弯和非结构性侧弯（也称为功能性侧弯）。前者发生的原因是骨骼、神经或肌肉病变，或者几种因素同时存在引起，亦有可能由于非结构性侧弯症没有得到妥善治疗，转变成结构性侧弯。非结构性侧弯时间拖久也会形成结构性侧弯，若造成肋骨成畸形发展，棘突及椎体产生大幅度旋转，则更增加治疗的困难度。非结构性侧弯大都是长期姿势不良引起的，如长期坐姿不正，躺或趴在床上看书、看电视，碰撞及外伤后遗症。少儿长期非标准的坐立姿势（站不正，坐不直）是导致脊柱侧弯的主要原因，非标准的坐立姿势会致使身体一侧的肌肉收缩，另一侧伸长，长此以往，逐渐形成脊柱侧弯。还有过早进行一些单一动作技能反复练习的体育运动，势必导致两侧肌群发展不对称，继而诱发脊柱侧弯，如乒乓球、羽毛球、网球运动。运动矫正主要针对的是非结构性侧弯。

二、脊柱侧弯的肌肉变化

当脊柱侧弯发生时，脊柱两侧的肌肉长度会发生相应的变化，下面以脊柱S侧弯为例，看一下肌肉发生的变化，详见表3-3-1。这是指导运动矫正脊柱侧弯的关键。

表3-3-1　S形脊柱侧弯的肌肉变化

区　域	缩短的肌肉	延长的肌肉
	凹侧	凸侧
颈椎	右斜角肌、右上斜方肌 右肩胛提肌、右颈竖脊肌	左斜角肌、左上斜方肌 左肩胛提肌、左颈竖脊肌
胸椎	左肋间肌、左胸竖脊肌、左侧腹肌	右肋间肌、右胸竖脊肌、右侧腹肌
腰椎	右侧腰方肌、右腰竖脊肌	左侧腰方肌、左腰竖脊肌

三、少儿脊柱侧弯运动矫正

运动矫正脊柱侧弯的关键是通过放松、拉伸、延长凹侧缩短的肌肉，通过运动练习，收紧凸侧延长的肌肉。少儿多见C侧弯，如图3-3-3所示，向左侧弯。运动矫正时，先要进行热身，热身后，先通过坐姿侧展式（图3-3-4至图3-3-6）和站姿固定侧展式（图3-3-7、图3-3-8）对凹侧缩短的肌肉放松、拉伸、延长。坐姿侧展式主要针对C形侧弯，站姿固定侧展式对C形侧弯和S形侧弯均可采用；而后通过抗阻侧展式（图3-3-9、图3-3-10）和抗阻侧倒式（图3-3-11、图3-3-12）练习，收紧凸侧延长的肌肉；最后通过仰卧扭脊式（图3-3-13至图3-3-15）、蜗牛式（图3-3-16至图3-3-18）、双人坐姿前弯式（图3-3-19、图3-3-20）拉伸弯曲的脊柱，就可达到很好的矫正脊柱侧弯的效果。

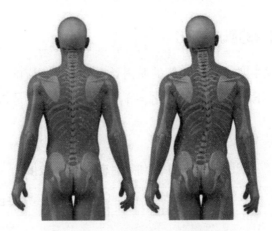

图 3-3-3　正常与左侧侧弯脊柱比较

（一）坐姿侧展式（以向左侧侧弯者为例）

（1）练习者坐于垫上，面向前方，左腿屈膝收于胯部，右腿向右侧伸出，如图 3-3-4 所示。

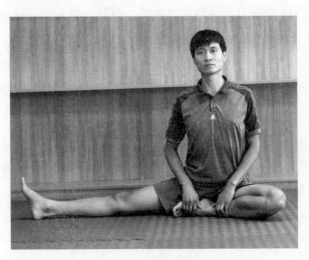

图 3-3-4　坐姿侧展式准备

（2）右手由前侧抱左腰，身体向右侧侧曲，眼睛看左上方，左手上举向右侧伸展，如图3-3-5所示。

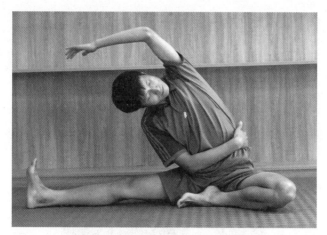

图3-3-5 坐姿侧展式过程姿势

（3）向右侧弯曲幅度不断增大，左手不断接近右脚脚趾，如图3-3-6所示。保持这个体式20~30秒，正常地呼吸。呼气，放松还原。反复练习2~3次。

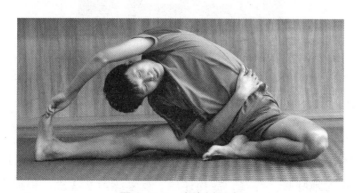

图3-3-6 坐姿侧展式

（二）站姿固定侧展式——以向左侧侧弯者为例

（1）练习者站姿，把瑜伽砖一端顶于把杆上，一端顶于凸出的右侧，如图 3-3-7 所示。

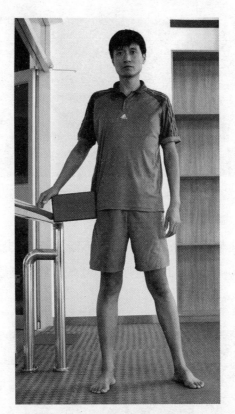

图 3-3-7　站姿固定侧展式准备

（2）上体向右侧侧曲，幅度不断增大，如图 3-3-8 所示。保持这个体式 20~30 秒，正常地呼吸。呼气，放松还原。反复练习 2~3 次。根据脊柱凸出的部位调整瑜伽砖的位置。

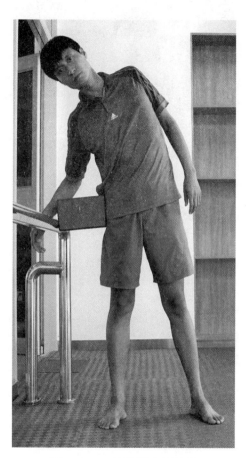

图 3-3-8　站姿固定侧展式

（三）抗阻侧展式——以向左侧侧弯者为例

（1）练习者两脚开立，与肩同宽，把阻力圈一端踩于凹侧的足下，另一端握于同侧手中，屈肘放于肩部，手心朝向身体，如图 3-3-9 所示。

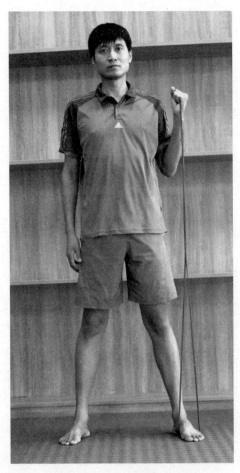

图 3-3-9　抗阻侧展式准备

（2）练习者向上向右侧推举，手臂伸直，而后屈肘还原，反复练习 8~10 次，这样可以有效练习、收紧凸侧肌肉，如图 3-3-10 所示。一组完成，稍作休息再进行练习，同侧反复进行 3~5 组。

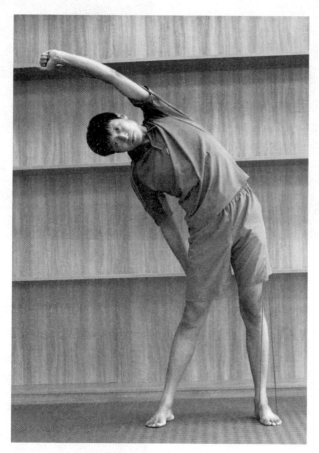

图 3-3-10　抗阻侧展式

（四）抗阻侧倒式——以向右侧侧弯者为例

（1）练习者把阻力圈一端固定于把杆上，另一端套于躯干上，以"简易坐"坐于垫上，两手放于身体两侧，如图 3-3-11 所示。

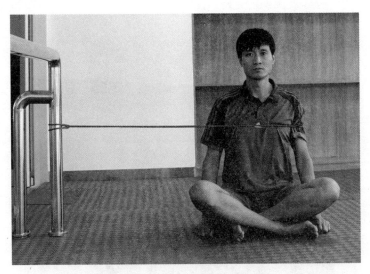

图 3-3-11　抗阻侧倒式准备

（2）练习者上体向左倾倒，而后屈肘还原，反复练习 8~10 次，如图 3-3-12 所示。一组完成，稍作休息再进行练习，同侧反复进行 3~5 组。

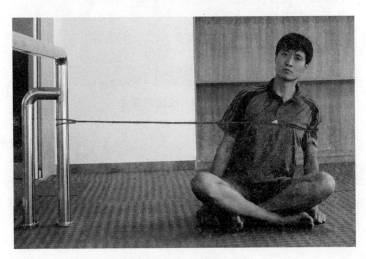

图 3-3-12　抗阻侧倒式

（五）仰卧扭脊式

（1）仰卧，两手伸展于身体两侧，两腿交织在一起，如图 3-3-13 所示。

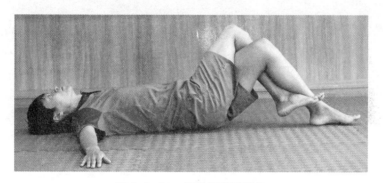

图 3-3-13　仰卧扭脊式准备

（2）呼气，保持手臂不动，头部和上体向右侧扭转，下肢向左侧扭转，幅度逐步达到脊柱扭转极限，保持这个体式 20~30 秒，如图 3-3-14 所示。

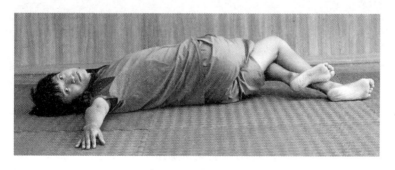

图 3-3-14　仰卧扭脊式

（3）由图3-3-13，吸气，放松还原，而后身体转向另一侧，如图3-3-15所示。两侧反复进行2~3次。

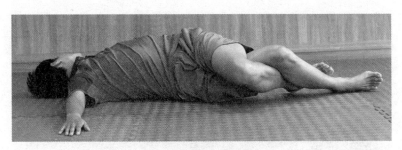

图3-3-15 仰卧扭脊式

（六）蜗牛式

（1）仰卧，两手自然放于身体两侧，手掌贴于地面，如图3-3-16所示。

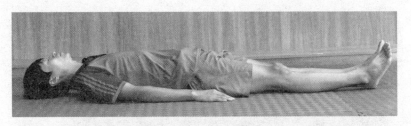

图3-3-16 蜗牛式准备

（2）吸气，抬起两腿，利用两臂、腹肌的力量，向上翻转身体，脚尖着地，这时会感觉到脊柱的拉伸感，如图3-3-17所示。

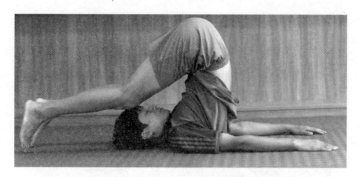

图 3-3-17 蜗牛式过程姿势

（3）屈两肘，肘尖点地，两手托腰，向前推送背部，使背部与地面垂直，臀部肌肉收紧，继续向后，腿部放松，两膝放于头部两侧，尽量进行顺畅的呼吸，这时会感受到脊柱强烈的拉伸感，如图 3-3-18 所示。保持这个体式 20~30 秒，正常地呼吸，而后呼气，放松还原。反复练习 2~3 次。

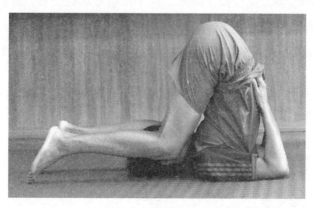

图 3-3-18 蜗牛式

（七）双人坐姿前弯式

（1）两人面对面坐下，右腿屈膝，左脚伸直抵住对方的右小腿以稳定其骨盆，矫正师握住脊柱侧弯者的手臂，呈预备式，如图 3-3-19 所示。

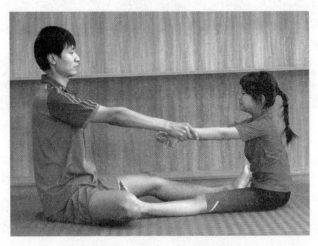

图 3-3-19　双人坐姿前弯式准备

（2）脊柱侧弯者上体慢慢往前倾，身体像是要对折一般，矫正师身体后仰，用力拉伸，使脊柱侧弯者的脊柱得到充分伸展，停留 3 个呼吸，慢慢起身回到预备式，而后两腿交换，再进行练习，持续重复进行2~3个回合，如图3-3-20所示。

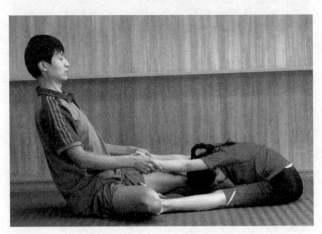

图 3-3-20　双人坐姿前弯式

第四节　少儿圆肩成因及运动矫正

　　圆肩呈现出肩部旋前，如图 3-4-1 所示，带动肩胛前突，形成两肩胛骨外翻、下角距离增大的特征，如图 3-4-2 所示。常年圆肩会造成胸大肌、胸小肌按上去像钢筋一样硬实，缺乏弹性，很容易疲劳，而且恢复特别慢。圆肩者胸大肌、胸小肌在进行放松拉伸时往往很酸疼，放松拉伸后有可能一个星期内都一直有酸痛感。

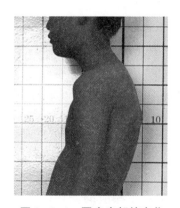　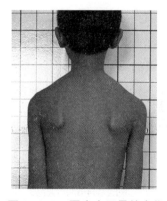

　　图 3-4-1　圆肩肩部的变化　　　　图 3-4-2　圆肩肩胛骨的变化

　　圆肩会造成前胸和肩部的肌肉缩短，而背部上侧和肩部后侧的肌肉延长。长期的肌肉长度改变会弱化这些肌肉功能，当神经肌肉控制改变导致不正常的动作模式，则会影响肩部的运动表现，进而会对肱骨造成影响，使肱骨连接到肩胛骨的肩盂窝更加凹陷，肱骨也会更加内转。圆肩还会造成狭窄的肩峰下空腔、前下盂肱韧带拉力增加、外展和上抬的等长收缩肌力减少。不正确的肩部位置与不正确的颈椎和胸椎位置有关，尤其是头部前倾和驼背密切相关，所以圆肩一般伴随有驼背。上肢肩关节是人体最灵活的关节，也是日常生活中使用较多的关节，圆肩带来的肩部骨骼正确位置的改变不仅会造成肩关节活动范围小，连颈后臂屈伸之类的动作也没法做；还会引起运动时骨杠杆发生变化，这一变化会造成运动时部分肌肉发力不正确，极易造成疲劳和动作不准确。

一、少儿圆肩成因

（1）长时间弯腰驼背写作业、使用电脑、看书、玩手机是少儿圆肩的主要原因。

（2）还有一部分少儿经常做仰卧起坐和俯卧撑，想拥有大块的胸肌，注重太多胸部的锻炼，而忽略拮抗肌群训练，这样，胸肌发展超过背部肌群很多，导致前后肌力不平衡。胸肌收缩，拉拽着整个肩膀，使肩膀往内、往前旋，导致圆肩。一眼看去，虽然胸肌饱满，身体却看起来不是那么直挺，甚至有点驼背，练出所谓的圆肩症。

（3）缺乏运动会导致胸前的胸大肌、胸小肌变短，失去弹性，拉动肩膀，朝内侧挤压形成圆肩。

二、圆肩的肌肉变化

当圆肩发生时，肩部前后方肌肉长度会发生相应的变化，详见表 3-4-1。了解这些是指导运动矫正圆肩的关键。

表 3-4-1　圆肩的肌肉变化

区　域	缩短的肌肉	延长的肌肉
肩部	胸大肌、胸小肌、前锯肌、斜方肌上束、三角肌前束、背阔肌	斜方肌中下束、大小菱形肌、小圆肌、三角肌后束

三、少儿圆肩运动矫正

运动矫正圆肩的关键是通过放松、拉伸、延长肩部前侧缩短的肌肉，通过运动练习收紧后侧延长的肌肉。热身后，先通过展翅式（图 3-4-3 至图 3-4-6）、强弩式（图 3-4-7）、幻椅式（图 3-4-8）对肩部缩短的肌肉放松、拉伸、延长，而后通过背飞式（图 3-4-9、图 3-4-10）、战车式（图 3-4-11、图 3-4-12）、射箭式（图 3-4-13、图 3-4-14）练习，收紧肩部延长的肌肉，就可达到很好的矫正圆肩的效果。

（一）展翅式

①圆肩者两腿前伸坐于垫上，两手十指交叉放于头部后方，如图 3-4-3 所示。

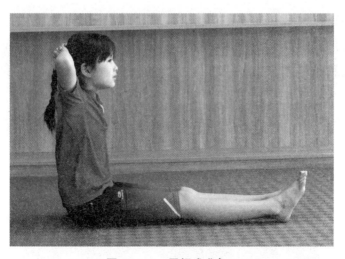

图 3-4-3　展翅式准备 1

（2）矫正师两膝跪于圆肩者背后，两臂放于圆肩者手臂前方，大臂跨过圆肩者大小臂，如图 3-4-4 所示。

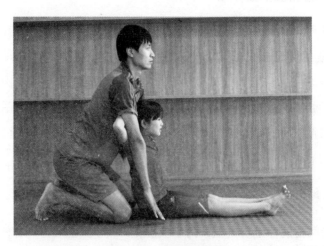

图 3-4-4　展翅式准备 2

（3）矫正师两手在圆肩者背后相叠，两手向前推，大臂内收，这时圆肩者会感受到肩部前侧肌肉强烈的拉伸感，如图 3-4-5、图 3-4-6 所示。保持这个姿势 20~30 秒，正常地呼吸，而后呼气，放松还原。反复练习 1~2 次。

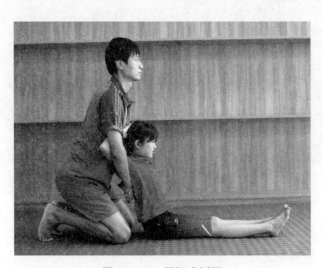

图 3-4-5　展翅式侧面

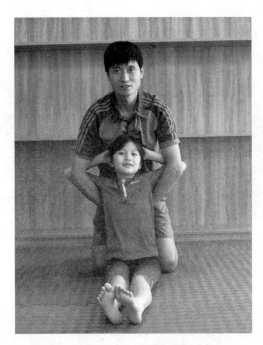

图 3-4-6　展翅式正面

（二）强弩式

圆肩者两腿前伸坐于垫上，两手向后伸，矫正师坐在圆肩者背后，两手握住圆肩者手腕，两足放于圆肩者胸椎两侧，两足用力向前蹬伸，两手用力向后拉伸，保持在圆肩者所能承受的范围内，如图 3-4-7 所示。保持这个姿势 20~30 秒，正常地呼吸，而后呼气，放松还原。反复练习 1~2 次。

（三）幻椅式

圆肩者俯卧于垫上，两手向后伸，矫正师两足站立于圆肩者小腿两侧，两手握住圆肩者手腕，用力拉伸，使圆肩者腹部离开地面，矫正师弯曲两膝，慢慢向下蹲，如图 3-4-8 所示。保持这个姿势 20~30 秒，而后呼气，放松还原。反复练习 1~2 次。

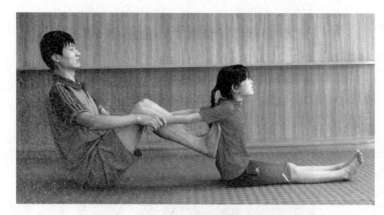

图 3-4-7　强弩式

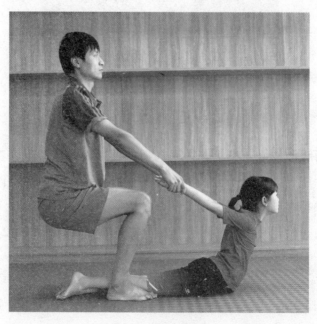

图 3-4-8　幻椅式

（四）背飞式

（1）圆肩者俯卧于地面，两手前伸，矫正师两膝跪于圆肩者脚部两侧，两手压住圆肩者脚踝，如图 3-4-9 所示。

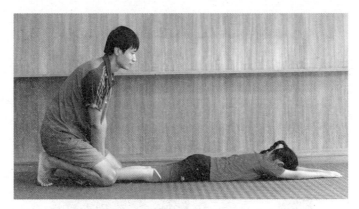

图 3-4-9 背飞式准备

（2）圆肩者上体向上用力抬起，而后还原，反复练习 8~10 次，如图 3-4-10 所示。一组完成，稍作休息再进行练习，反复进行 2~3 组。

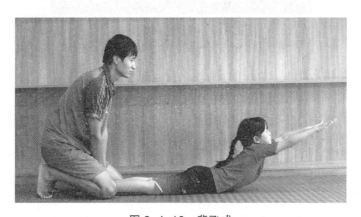

图 3-4-10 背飞式

（五）战车式

（1）把两根阻力圈的一端固定于把杆上，两根阻力圈的距离与肩同宽，练习者站立于把杆对面，两手各抓住一根阻力圈，根据自己的力量调整与把杆的距离，如图 3-4-11 所示。

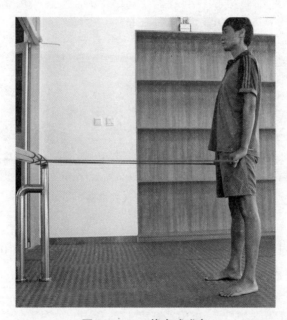

图 3-4-11　战车式准备

（2）练习者内收肩胛骨，同时直臂向后充分拉伸，而后还原，反复练习 8~10 次，如图 3-4-12 所示。一组完成，稍作休息再进行练习，反复进行 2~3 组。

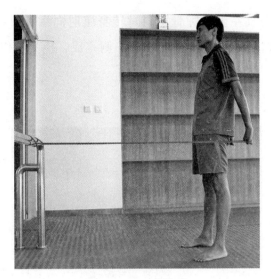

图 3-4-12　战车式

（六）射箭式

（1）把阻力圈的一端固定于把杆上，练习者站立于把杆对面，左手抓住阻力圈另一端，右脚在前，左脚在后站立，根据自己的力量调整与把杆的距离，如图 3-4-13 所示。

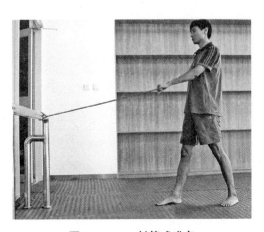

图 3-4-13　射箭式准备

（2）练习者内收左侧肩胛骨，同时转身屈肘向后充分拉伸，而后还原，反复练习 8~10 次，如图 3-4-14 所示。一侧完成，换另一侧进行练习，反复进行 2~3 组。

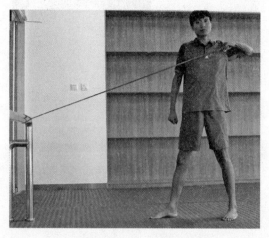

图 3-4-14　射箭式

第五节 少儿驼背成因及运动矫正

驼背是一种较为常见的脊柱变形，是胸椎后突引起的形态改变，主要是由背部肌肉薄弱、松弛无力所致，如图3-5-1所示。驼背会造成脊柱胸段向后弯曲，使椎体前方承受的压力大于后方，前方骨骺的坏死会影响椎体高度的发育，而且会造成背部疼痛、胸椎活动受限、呼吸受到压迫等问题，还会造成前纵韧带的压迫及后纵韧带的延长，也会压迫到椎间盘的前部。背部的肌肉和软组织会延长，而身体前方的胸肌、腹肌则会缩短。会增加第5腰椎与第1骶椎椎间盘的压力，导致腰椎病变，并加重第5腰椎与第1骶椎滑脱变形。驼背不仅影响形体美，还会挤压与脑、脊髓相关的脑神经、脊神经、内脏神经，造成神经障碍，导致少儿记忆力下降，反应迟钝，智商偏低。在矫正训练中要放松拉长紧张缩短的肌群，加强被动拉长无力肌群的训练，使身体前后侧的肌肉处于平衡状态，就可矫正驼背。

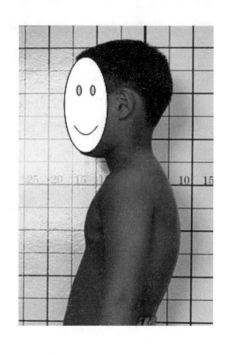

图3-5-1 驼背

一、少儿驼背成因

（1）大部分驼背姿态是由错误的生活姿态造成的。在错误的姿态中，肌肉的力量和张力会出现失衡，最终导致不良体态的出现。例如，长时间弯腰驼背写作业、使用电脑、看书、玩手机是少儿圆肩的主要原因。这是因为这些姿势会造成身体后侧的肌肉持续被拉长，张力变低，长此以往，肌肉就失去了原本的力量及收缩能力；而身体前侧肌肉被动缩短，长期处于没有张力的状态下，肌肉收缩的能力逐渐降低，最终导致伸缩能力不足，身体无法返回正确姿态。

（2）长时间习惯性低头窝胸也会造成驼背，这是因为胸前肌肉和韧带会紧缩，后面的肌肉和韧带会松弛，日久则形成脊柱肌肉和韧带前紧后松，形成驼背。

（3）少儿健身时，因肌力不平衡也会造成驼背，这是因为很多少儿健身训练缺乏专业知识的引导，健身知识片面。很多少儿进行健身训练时，看见别人都在展示健硕的胸肌，觉得这才是一个健身人该有的状态，于是开始每天练习胸大肌，即使是一些健身已经很长时间的人，也为了追求丰满的胸肌，过多地练习胸大肌，结果导致前后肌群发展不平衡，形成驼背。

（4）少儿精神压力过大也会造成驼背，这是因为人体呼吸主要是由膈肌进行的，还有很多辅助呼吸的肌肉，如胸小肌、斜方肌上束、斜角肌。当人紧张、愤怒的时候，膈肌的动力就供应不了身体的需氧量，这个时候辅助呼吸肌开始辅助工作。但是如果长期处于紧张或者愤怒状态，辅助呼吸肌都处于紧张、肥大状态，并且随时进入激活状态，这个时候人体的膈肌功能就会被丢弃一部分，慢慢地也就被抑制了，后来几乎完全被辅助呼吸肌取代，胸小肌、上斜方肌、斜角肌开始变得肥大、紧张，导致驼背。

（5）少儿跑步时呼吸不正确也会造成驼背。跑步是要求呼吸节奏的，并且需要正确的呼吸方式。跑步时应该用口与鼻共同吸气，用口呼气，慢速跑用三步一呼、三步一吸的呼吸法，中速跑用二步一呼、二步一吸的呼吸法，快速跑用一步一呼、一步一吸的呼吸法。跑步时不宜只用鼻呼吸，因为跑步时，人体对氧的需求量增加，如果跑步时只用鼻呼吸，将满足不了人体对氧的需求量，此时，势必迫使呼吸肌加强活动，加快呼吸频率，以增加肺的通气量，满足人体对氧的需要。其结果是，呼吸肌会较快地产生疲劳，反而影响氧的供应。因此，人们常常在跑步时注意掌握呼吸动作的节奏，适当张口协助鼻进行呼吸。通过口腔，还可以辅助散发运动中体内产生的热量。但是，在严冬进行跑步时，张口要适当，这样可以使吸入的冷空气经过口腔时得到温暖，从而减小对呼吸道和肺的不良刺激。不正确的呼吸方式，或是强度超出自己负荷的运动量，或者过远距离的跑步力竭的时候，人体已经不能淡定地完成正确的呼吸。这个时候，人们会为了足够的氧气摄入牺牲很多东西，会动用辅助呼吸肌肉，导致辅助呼吸的胸小肌、斜方肌上束和斜角肌等开始过度用力，引起紧张肥大，导致驼背。

（6）身体呈骨盆前倾的状态时，人体的腰椎后侧腰方肌、竖脊肌缩短，造成腰椎的曲度过大，呈一个后仰的姿势。为了平衡身体的重心，人体的胸椎曲度常会增大来平衡，极易造成驼背的状态。

二、驼背的肌肉变化

当驼背发生时，躯干前后方肌肉长度会发生相应的变化，详见表3-5-1。这是指导运动矫正驼背的关键。

表3-5-1　驼背有关肌肉

区　域	缩短的肌肉	延长的肌肉
躯干	胸大肌、胸小肌、腹直肌	斜方肌的中下部、胸髂肋肌

三、少儿驼背运动矫正

运动矫正驼背的关键就是通过放松、拉伸、延长躯干前侧缩短的肌肉以及相关的运动练习，收紧后侧延长的肌肉。要求练习者热身后，先通过幻椅式（图3-5-2）、强弩式（图3-5-3）对躯干缩短的肌肉放松、拉伸、延长，而后通过强展式（图3-5-4、图3-5-5）、拉展式（图3-5-6至3-5-8）、扩胸式（图3-5-9至3-5-13）、斜拉式（图3-5-14、图3-5-15）、直臂后展式（图3-5-16、图3-5-17）、背飞式（图3-5-18、图3-5-19）练习，收紧背部延长的肌肉，这样就可达到很好的矫正驼背的效果。

1.幻椅式

驼背者俯卧于垫上，两手向后伸。矫正师两足站立于驼背者小腿两侧，两手握住驼背者手腕，用力拉伸，使驼背者腹部离开地面。接着，矫正师弯曲两膝，慢慢向下蹲，如图 3-5-2 所示。保持这个姿势 20~30 秒，而后呼气，放松还原。反复练习 1~2 次。

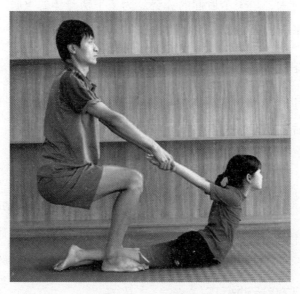

图 3-5-2　幻椅式

2.强弩式

驼背者两腿前伸坐于垫上，两手向后伸。矫正师坐在圆肩者背后，两手各自握住驼背者两手手腕，两足放于驼背者胸椎两侧，两足用力向前蹬伸，两手用力向后拉伸，保持在驼背者所能承受的范围内，如图 3-5-3 所示。保持这个姿势 20~30 秒，正常地呼吸，而后呼气，放松还原。反复练习 1~2 次。

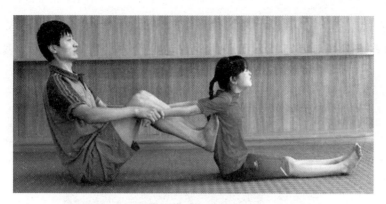

图 3-5-3　强弩式

3. 强展式

（1）两脚与肩同宽站立，把阻力圈的一端踩于足下，两手与肩同宽并握住阻力圈另一端，如图 3-5-4 所示。

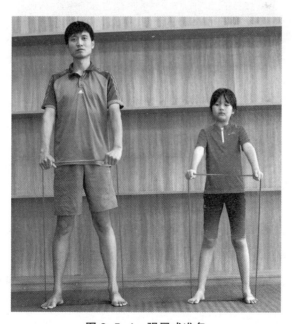

图 3-5-4　强展式准备

（2）驼背者两手用力，直臂拉伸，向上充分伸展，而后还原，反复练习8~10次，如图3-5-5所示。一组完成，稍作休息再进行练习，反复进行2~3组。

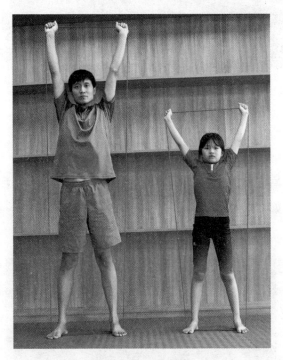

图 3-5-5　强展式

4.拉展式

（1）练习者两脚开立，与肩同宽，把阻力圈对折一下，这样减小了阻力圈的直径，增大了阻力，如图3-5-6所示。

（2）弯腰，一端踩于足下，另一端握于两手中，两腿伸直，如图3-5-7所示。

（3）两腿蹬伸，上体抬起，后背挺直，两肩后展，而后还原，反复练习 8~10 次，如图 3-5-8 所示。一组完成，稍作休息再进行练习，反复进行 2~3 组。

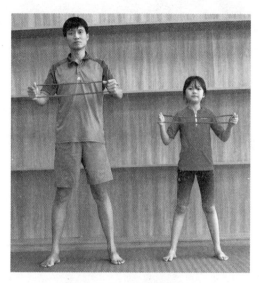

图 3-5-6　拉展式准备 1

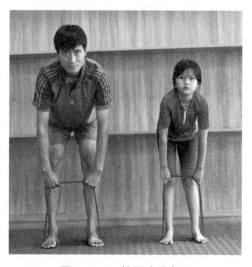

图 3-5-7　拉展式准备 2

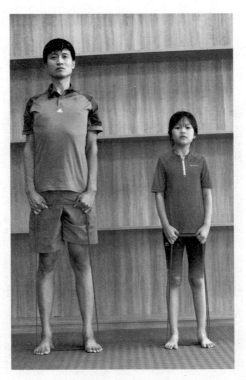

图 3-5-8　拉展式

5.扩胸式

（1）练习者两脚开立，与肩同宽，两臂两侧伸展，把阻力圈两端搭在两手的虎口上，如图 3-5-9 所示。

（2）把阻力圈两端分别从两手背上缠绕一圈，而后握住，这样阻力圈由虎口内侧穿过，不至于过分勒手，如图 3-5-10、图 3-5-11 所示。

（3）两手臂直臂向两侧伸展，后背挺直，两肩后展，如图 3-5-12 所示；也可以一手斜向下方，一手斜向上方伸展，如图 3-5-13 所示；而后还原，反复练习 8~10 次。一组完成，稍作休息再进行练习，反复进行 2~3 组。

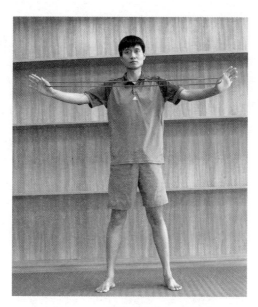

图 3-5-9　扩胸式准备 1 扩胸式

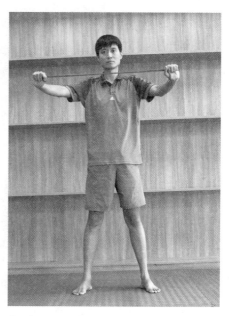

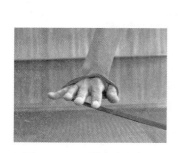

图 3-5-10　扩胸式准备 2　　　图 3-5-11　扩胸式阻力带手部固定方法

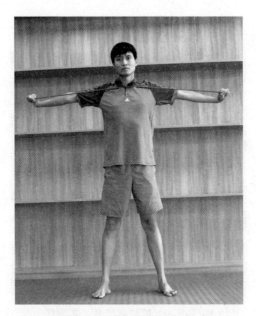

图 3-5-12　水平扩胸式

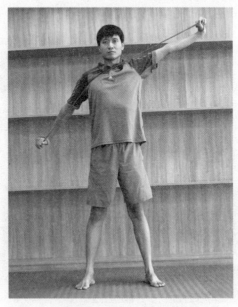

图 3-5-13　斜向扩胸式

6.斜拉式

（1）练习者两脚前后站立，阻力圈一端踩于前侧足下，另一端握于斜对侧手中，如图 3-5-14 所示。

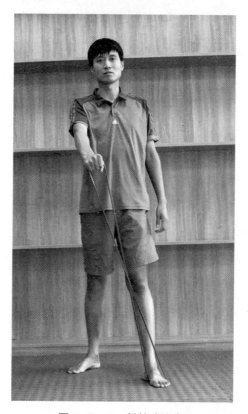

图 3-5-14　斜拉式准备

（2）握阻力圈的手直臂向侧后方伸展，后背挺直，上体随动作转动，如图 3-5-15 所示。而后还原，反复练习 8~10 次。一侧完成，进行对侧练习，反复进行 2~3 组。

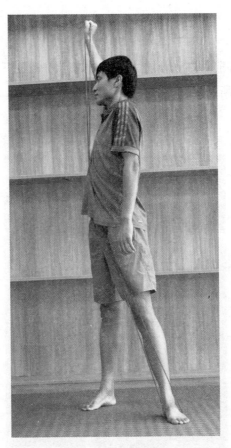

图 3-5-15　斜拉式

7.直臂后展式

（1）把两根阻力圈的一端固定于把杆上，两根阻力圈的距离与肩同宽，练习者站立于把杆对面，两手各抓住一根阻力圈，根据自己力量调整与把杆的距离，如图 3-5-16 所示。

（2）练习者两臂同时向后直臂充分拉伸，而后还原，反复练习 8~10 次，如图 3-5-17 所示。一组完成，稍作休息再进行练习，反复进行 2~3 组。

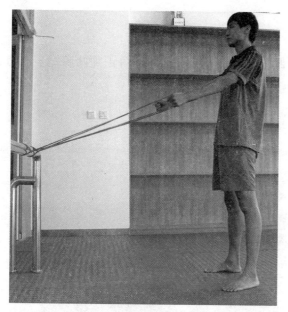

图 3-5-16 直臂后展式准备

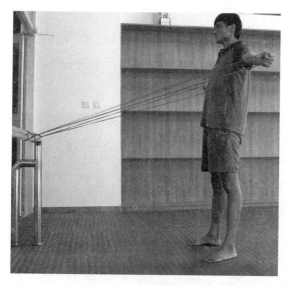

图 3-5-17 直臂后展式

8.背飞式

（1）练习者俯卧于地面，两手前伸。矫正师两膝跪于练习者脚部两侧，两手压住练习者脚踝，如图 3-5-18 所示。

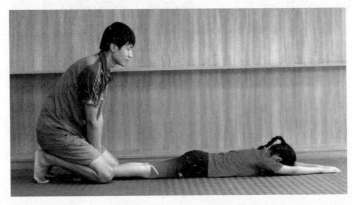

图 3-5-18　背飞式准备

（2）练习者上体向上用力抬起，而后还原，反复练习 8~10 次，如图 3-5-19 所示。一组完成，稍作休息再进行练习，反复进行 2~3 组。

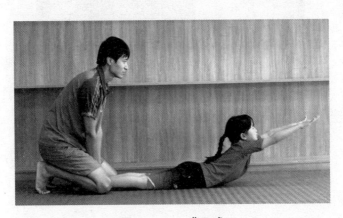

图 3-5-19　背飞式

第六节 少儿骨盆侧倾成因及运动矫正

骨盆的构造是由左右各一的髂骨与骶骨相连接，各形成骶髂关节，下与股骨相连，各形成髋关节。骨盆是连接上体与下肢的中枢，支撑着中轴骨及上肢的重量，并传递这些力量到下肢，同样会把地面的反作用力由下肢传递给脊柱。脊柱、骨盆、髋关节是互相连接的，只要活动其中的一个便会影响到其他两个。正常的骨盆位置位于正中，冠状面是对称的，左右两边的髂骨是水平的，坐骨也是水平的，如图3-6-1所示。当不在一个水平面时，即出现骨盆侧倾，如图3-6-2所示。

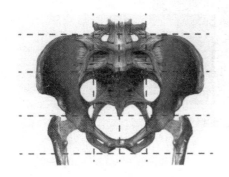
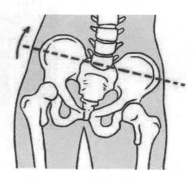

图 3-6-1 正常的骨盆位置　　　　　图 3-6-2 侧倾的骨盆位置

骨盆是人体由下向上的第一个平面，也是连接上体与下肢的中枢，不管是从结构还是功能上，都起到至关重要的作用。当人体骨盆不正时，身体就像"多米诺骨牌"，下肢或脊柱开始"坍塌"，上体和下肢都会受到影响。如图3-6-3所示，骨盆侧倾引发了头部侧倾、高低肩、脊柱侧弯、长短腿4类问题。这是因为当骨盆不对称时，身体为了平衡骨盆的不对称产生很多不好的代偿反应。不对称的骨盆除了会形成不对称的臀部、长短腿和脊柱侧弯等形态问题，还会产生很多想都没有想到的病理性问题，如慢性背痛、椎间盘突出、椎间盘膨出、关节退化、炎症、坐骨神经痛。

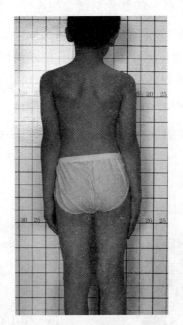

图 3-6-3   骨盆侧倾并发问题

一、少儿骨盆侧倾成因

（1）脊柱的形态和腰侧肌肉的不均衡，会导致骨盆侧倾。

（2）走路或站立时，每个人在体重分配上、脚底着地的方法上有各自的习惯。有些人，在踏出前脚时，会习惯性地把脚往外移；有些人，脚落地的时候，习惯性地把体重分配给脚的外侧。这些动作和习惯，都会导致相关的肌肉无法均衡地出力或用力过度，导致骨盆侧倾。

（3）部分人因有不正确的姿势，同时因为核心控制能力较差，日复一日以错误的方式拉扯着盆骨。因此，盆骨渐渐处在了不正确的位子上，形成了不对称的盆骨。例如，生活中常跷二郎腿，就会造成骨盆侧倾。

二、骨盆侧倾的肌肉变化

当骨盆侧倾发生时，躯干和髋部两侧的肌肉长度会发生相应的变化，现以骨盆左低右高为例说明相关肌肉的变化，详见表 3-6-1。这是指导运动矫正骨盆侧倾的关键。

表 3-6-1　骨盆侧倾左低右高时有关肌肉变化

部 位	缩短的肌肉	延长的肌肉
躯干	右腰方肌、右腰竖脊肌、右胸竖脊肌	左腰方肌、左腰竖脊肌、左胸竖脊肌
髋部	右髋内收肌、左髋外展肌	左髋内收肌、右髋外展肌

三、少儿骨盆侧倾运动矫正

运动矫正骨盆侧倾的关键是降低高的一侧骨盆。热身后，先通过膜拜式（图 3-6-4、图 3-6-5）对躯干、髋部的肌肉进行拉伸、放松，而后通过前蹬式（图 3-6-6、图 3-6-7）、下蹬式（图 3-6-8、图 3-6-9）、抗阻下蹬式（图 3-6-10、图 3-6-11）练习，就可达到很好的矫正骨盆侧倾的效果。

1. 膜拜式

（1）练习者以“简易坐”坐于垫上，双手相叠与胸前，如图 3-6-4 所示。

（2）练习者上体向前屈，两手相叠放于地面，头部渐渐接近两手，如图 3-6-5 所示。保持这个姿势 20~30 秒，而后呼气，放松还原。两腿前后位置和两手的上下位置交换，再进行练习，反复练习 2~3 次。

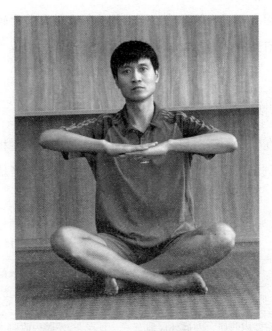

图 3-6-4　膜拜式准备

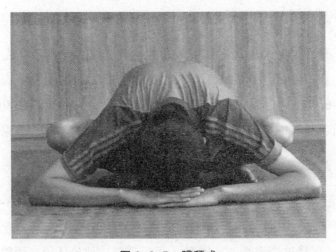

图 3-6-5　膜拜式

2.前蹬式（以左侧骨盆高为例）

（1）矫正师和骨盆侧倾者面对面坐于垫上，两腿伸出，两脚相对，两腿伸直，如图 3-6-6 所示。在矫正师身旁放一块瑜伽砖。

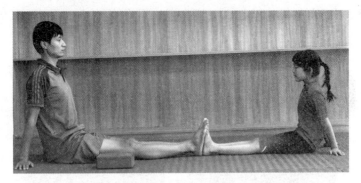

图 3-6-6　前蹬式准备

（2）矫正师屈膝收回右侧的腿，把瑜伽砖放到骨盆侧倾者左足的前方，紧贴左足足底，让骨盆侧倾者左足向前蹬伸，同时保持右腿伸直状态，而后还原。接着，矫正师再把瑜伽砖放到骨盆侧倾者左足前，反复练习 8~10 次，如图 14-7 所示。一组完成，稍作休息再进行练习，反复进行 2~3 组。

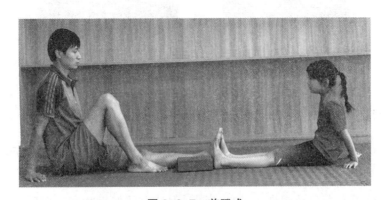

图 3-6-7　前蹬式

3.下蹲式（以左侧骨盆高为例）

（1）练习者右脚踩在瑜伽砖上，两腿伸直，保持重心稳定，如图3-6-8所示。

（2）练习者左足向下蹲伸，同时保持右腿伸直状态，而后还原，反复练习8~10次，如图3-6-9所示。一组完成，稍作休息再进行练习，反复进行2~3组。

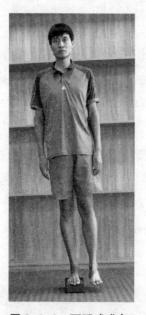 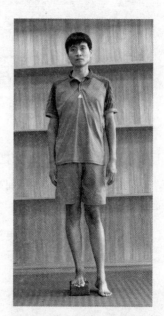

图3-6-8　下蹲式准备　　　　　图3-6-9　下蹲式

4.抗阻下蹲式（以左侧骨盆高为例）

（1）练习者右脚踩在瑜伽砖上，把阻力圈对折一下，一端踩于左足下，一端握于左手中，两腿伸直，保持重心稳定，如图3-6-10所示。

（2）练习者左足抗阻向下蹲伸，同时保持右腿伸直状态，而后还原，反复练习 8~10 次，如图 3-6-11 所示。一组完成，稍作休息再进行练习，反复进行 2~3 组。

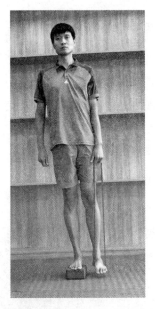 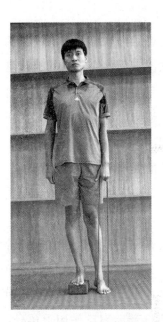

图 3-6-10　抗阻下蹬式准备　　　　图 3-6-11　抗阻下蹬式

第七节　少儿骨盆前倾成因及运动矫正

骨盆的姿态与腰椎的状态有密切的关系，骨盆姿态的不正确问题分前倾和后倾两种情况。前倾会导致腰椎过度前凸，而后倾则会导致腰椎曲度变直，两者都会影响到腰椎的正常功能。当骨盆位置发生变化离开中立位时，作为脊柱的末端，会逆向影响到整个脊柱的正常生理弯曲。骨盆前倾非常突出的特征就是腹部凸起、臀部上翘，如图 3-7-1 所示。

当骨盆前倾严重或是持续很久，就会因为脊柱为了维持在垂直的位置而导致脊柱被迫向后移动以及被拉伸的肌肉疼痛。骨盆前倾还会导致髋臼往前移动，相对股骨头就改变了两个骨头面的接触。增加髋部屈曲会增加髋部内转肌的力矩及减小外转肌的力矩，进而改变体重及地面反作用力传导的位置。长期如此，会导致髋部功能性退化，并引起腰间盘退化及下背痛。这是因为骨盆前倾会带动腰椎过度前凸，导致腰椎后侧的软组织被挤压，椎间盘后侧相较于前侧会承受更大的压力，影响椎间盘的营养供给，还易导致腰椎间盘突出。少儿群体中骨盆前倾问题较为突出，骨盆后倾比较少见。

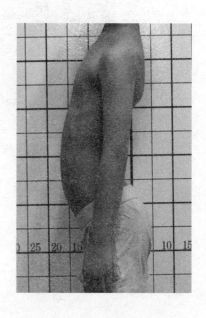

图 3-7-1　骨盆前倾特征

一、少儿骨盆前倾成因

（1）少儿久坐、坐姿不正确、缺乏运动，会导致髂腰肌缩短、柔韧性变差。

（2）总是驼背坐着，胸椎屈曲增加并向后移，使背部肌肉拉长，力量变弱，会导致骨盆前倾来平衡胸椎过度后凸。

（3）经常直腿远端固定做仰卧起坐，会使髂腰肌收紧、缩短，从而导致骨盆前倾问题。髂腰肌在腰痛和下肢疼痛的治疗中无疑是非常重要的，甚至用"万能"形容也不为过。究其原因，主要是因为现代人的久坐生活方式，长期屈髋会使髂腰肌一直处于缩短的位置，极易造成髂腰肌紧张，引起腰部的疼痛和腰椎活动的受限。无论是骨盆前倾还是骨盆侧倾都跟髂腰肌过紧有着直接的关系，所以髂腰肌是过紧的肌肉，需要一直放松。运动中一直流传着一种说法，髂腰肌不能锻炼，锻炼过度会导致骨盆前倾。

二、骨盆前倾的肌肉变化

当骨盆前倾发生时，躯干和髋部前后侧的肌肉长度会发生相应的变化，详见表3-7-1。这是指导运动矫正骨盆前倾的关键。

表 3-7-1　骨盆前倾有关肌肉变化

部　位	缩短的肌肉	延长的肌肉
躯干	髂腰肌、腰大肌	腹直肌
髋部	股直肌、髂肌、阔筋膜张肌、缝匠肌	臀大肌、腘绳肌

三、少儿骨盆前倾运动矫正

运动矫正骨盆前倾的关键就是通过放松、拉伸、延长躯干和髋部缩短的肌肉以及运动练习，收紧躯干和髋部延长的肌肉。热身后，先通过弓步下压式（图3-7-2）、压臀搬膝式（图3-7-3、图3-7-4）对缩短的肌肉放松、拉伸、延长，而后通过臀桥式（图3-7-5、图3-7-6）、仰卧起坐式（图3-7-7、图3-7-8）、跪爬后蹬式（图3-7-9、图3-7-10）、俯卧屈膝式（图3-7-11、图

3-7-12）练习，收紧躯干和髋部延长的肌肉，就可达到很好的矫正骨盆前倾的效果。

1.弓步下压式

练习者一腿向前迈出，一腿在后，弓步用力下压，如图 3-7-2 所示。保持这个姿势 20~30 秒，而后呼气，放松还原。两腿前后位置交换，再进行练习，反复练习 2~3 次。

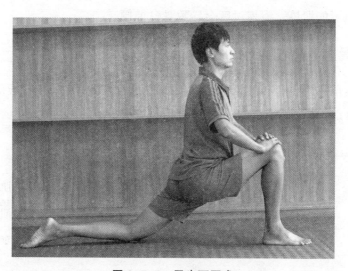

图 3-7-2　弓步下压式

2.压臀搬膝式

（1）骨盆前倾者俯卧于垫上，矫正师位于骨盆前倾者体侧，靠近骨盆前倾者上体的膝压在骨盆前倾者的臀部，另一侧膝跪于垫上，如图 3-7-3 所示。

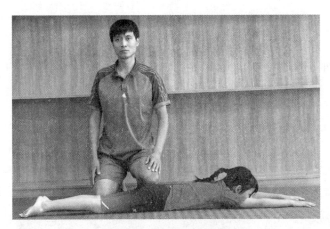

图 3-7-3　压臀搬膝式准备

（2）矫正师靠近骨盆前倾者上体的手抓住骨盆前倾者近侧腿的脚踝下压，另一侧手搬大腿垂直上抬（不要出现外撇现象），在骨盆前倾者所能承受的范围内，幅度不断增加，如图 3-7-4 所示。保持这个姿势 20~30 秒，而后放松还原。换另一侧再进行练习，反复练习 2~3 次。

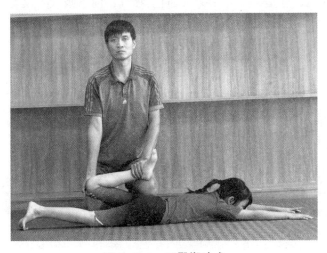

图 3-7-4　压臀搬膝式

3.臀桥式

（1）仰卧于垫上，弯曲膝关节，挺胸收腹，整个背部平贴于地面，如图3-7-5所示。

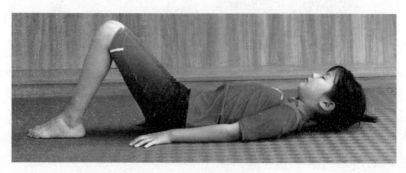

图 3-7-5　臀桥式准备

（2）臀部发力将身体上抬呈一条直线，腰背挺直，保持腹部收紧，肩胛贴紧地面，肩、髋、膝呈"三点一线"，向上呼气，向下吸气，反复练习8~12次，如图3-7-6所示。一组完成，稍作休息再进行练习，反复进行2~3组。

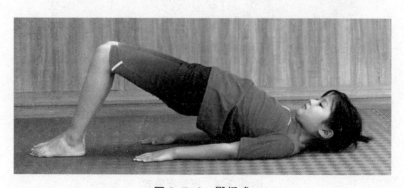

图 3-7-6　臀桥式

4.仰卧起坐式

（1）骨盆前倾者屈膝躺于垫上，两手合十前伸。矫正师两脚轻轻踩于骨盆前倾者脚背上，起到对骨盆前倾者远固定的效果，一只手伸于腹前，掌心向下，如图 3-7-7 所示。

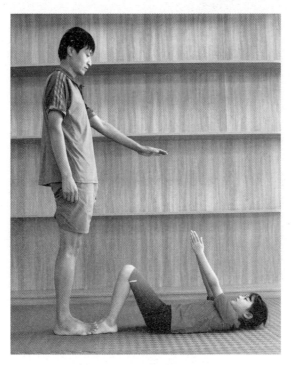

图 3-7-7　仰卧起坐式准备

（2）骨盆前倾者腹直肌发力将上体抬起，做到两手指尖触碰矫正师手心即可，反复练习 8~12 次，如图 3-7-8 所示。一组完成，稍作休息再进行练习，反复进行 2~3 组。

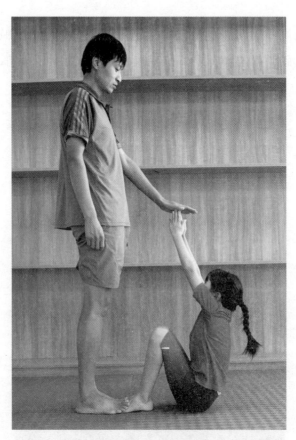

图 3-7-8　仰卧起坐式

5.跪爬后蹬式

（1）骨盆前倾者跪爬于垫上，两手与肩同宽，两腿并拢，两手、两大腿与地面垂直，如图 3-7-9 所示。

（2）骨盆前倾者一只腿充分向后上方蹬伸，反复练习 8~12 次，如图 3-7-10 所示。而后换另一侧腿练习，一组完成，稍作休息再进行练习，反复进行 2~3 组。

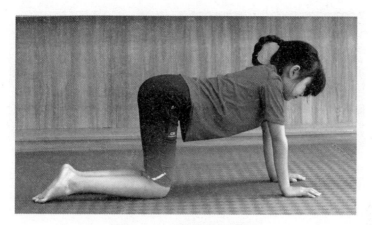

图 3-7-9　跪爬后蹬式准备

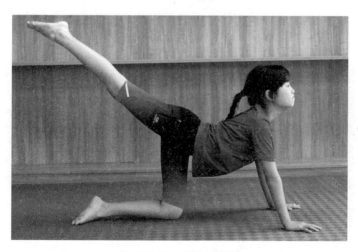

图 3-7-10　跪爬后蹬式

6.俯卧屈膝式

（1）骨盆前倾者俯卧于垫上。矫正师坐于骨盆前倾者后方，把两条阻力圈的一端分别套于骨盆前倾者的两个脚踝上，另一端握于手中压于垫上，起到固定作用，如图 3-7-11 所示。

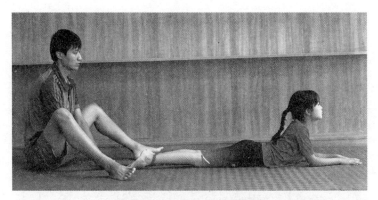

图 3-7-11   俯卧屈膝式准备

（2）骨盆前倾者屈膝用力，使两足靠近臀部，反复练习 8~12 次，如图 3-7-12 所示。一组完成，稍作休息再进行练习，反复进行 2~3 组。

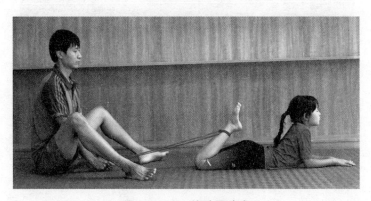

图 3-7-12   俯卧屈膝式

第八节 少儿 O 型腿成因及运动矫正

正常膝关节的内侧，股骨与胫骨解剖轴心的夹角约为 195 度，如图 3-8-1 所示。

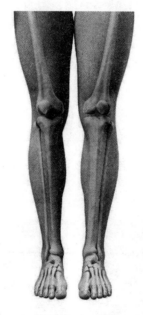

图 3-8-1 正常

一旦成为 O 型腿，股胫关节内侧角度会小于 180 度，如图 3-8-2 所示。在人体两脚内踝靠拢的情况下，两侧股骨内踝分开的距离可以表示 O 型腿的严重程度，如图 3-8-3 所示。O 型腿也可发生于单侧。股骨内转和足部旋前会导致姿势性 O 型腿，故姿势性 O 型腿会存在髋关节内转、膝关节超伸和足部旋前。

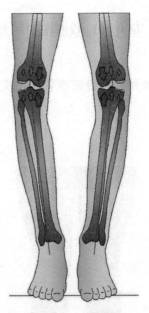

图 3-8-2　O 型腿

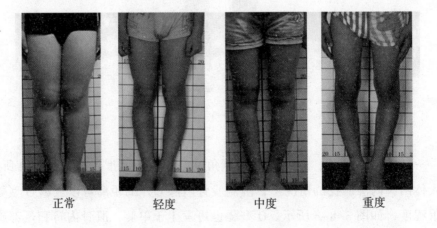

| 正常 | 轻度 | 中度 | 重度 |

图 3-8-3　正常腿形与不同程度 O 型腿

O 型腿会造成膝关节外侧髁关节的张应力增加，内侧髁关节的压应力增加，如图 3-8-2 所示。产生在膝关节外侧的张力会使外侧副韧带被绷紧且变弱，同时使其所能提供的稳定度降低，并增加其受伤的机会。而内侧半月板被压迫，可能造成损伤。在纵轴上，机械轴心代表的是膝关节在两侧正常承重下，应力通过膝关节中心并平均分散在内外腔室。关节排列异常会导致应力通过膝内侧，影响平衡感、步态，并造成膝关节病变（退化性膝关节炎）。

在 O 型腿姿势下，部分肌肉被延长，其余则会缩短。单看大腿后侧部分，与正常姿势相比，可发现髂胫束被延长且绷紧，股二头肌、股薄肌和半腱肌则被缩短。这对于每天的日常生活功能影响不大，但会严重影响人的运动能力。此外，缩短的股四头肌还会影响其在髌骨上的拉力方向，使髌骨倾向于被拉向内侧。拉力方向对于膝关节整体稳定度十分重要。方向改变会影响髌骨正常的滑动机制，也会造成膝关节的不稳定。在极端个案里，O 型腿会造成髌骨股骨关节的退化性改变。

不正常的关节位置也会影响膝关节在屈曲和伸直时股骨在胫骨上的滑动和滚动。在承重时，小腿会内转，进而造成内侧足部自地面抬高，除非有代偿性的距下关节旋前发生。其他代偿的动作包括距骨外翻、跗间关节为了维持足部与地面接触而旋前。这些姿势对平衡能力有负面影响，尤其对 O 型腿的老年人更加显著，也易于跌倒。这是因为 O 型腿增加了内外侧向的扭动，增加跌倒的概率。

一、少儿 O 型腿成因

（1）在少儿身体发育过程中由于营养不良或肠道疾病等原因引起钙磷等营养元素缺乏，导致骨骼发育障碍，造成骨变形或关节软骨发育不良，从而形成 O 形腿。

（2）后天的行走、运动、站立、坐姿中的不良习惯，如外八字走路、单腿稍息姿势站立、盘腿坐、跪坐、跷二郎腿，或是一些体育运动，如足球、武术、乒乓球，容易使膝关节产生变形，形成 O 型腿。外八字脚的人在行走时，腿有内侧收的力量，这种力量就等于在将膝关节向外推，会牵拉膝关节外侧固定大腿骨和小腿骨的副韧带。天长日久，这个韧带就会松弛，牵拉大小腿骨的力量就会减少，内侧韧带就会牵拉小腿内旋，形成 O 型腿。

二、O 型腿的肌肉变化

当 O 型腿发生时，腿部内外侧的肌肉长度会发生相应的变化，详见表 3-8-1。这是指导运动矫正 O 型腿的关键。

表 3-8-1　O 型腿有关肌肉变化

部　位	缩短的肌肉	延长的肌肉
大腿	股四头肌、髋内转肌群、股薄肌、半腱肌（相对于股二头肌）、半膜肌（相对于股二头肌）	髋外转肌群、股二头肌（相对于半腱、半膜肌）
小腿	腓骨肌群	腘肌、胫后肌、长屈趾肌

三、少儿 O 型腿运动矫正

运动矫正 O 型腿的关键是增强腿外侧肌肉的力量。热身后，通过抗阻侧走式、抗阻外展式、侧卧外展式、侧卧起飞式练习，就可达到很好的矫正 O 型腿的效果。

1.抗阻侧走式

（1）练习者两脚与肩同宽，踩住阻力圈一端，把阻力圈十字交叉，另一端握于两手，固定于胯部，如图 3-8-4 所示。

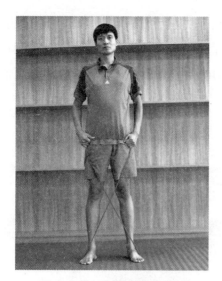

图 3-8-4 抗阻侧走式准备

（2）练习者左腿用力向左外展迈出一步，如图 3-8-5 所示。

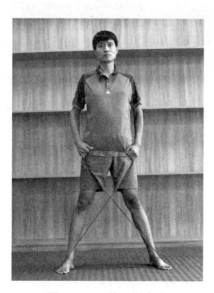

图 3-8-5 抗阻侧走式

（3）图 3-8-5 的动作完成后，练习者右腿向左侧跟进，如图 3-8-6 所示。而后，左腿再用力向左外展迈出一步，右腿向左侧再跟进，连续完成图 3-8-5 和图 3-8-6 的动作 8~10 次；随后方向相反，向右侧侧走返回。反复进行 2~3 组的练习。

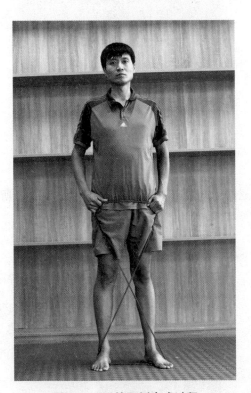

图 3-8-6　抗阻侧走式过程

2. 抗阻外展式

（1）练习者两脚与肩同宽，踩住阻力圈一端，把阻力圈十字交叉，另一端握于两手，固定于胯部，如图 3-8-7 所示。

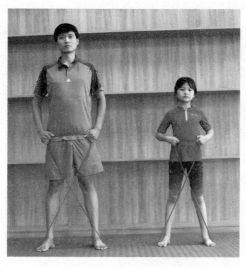

图 3-8-7　抗阻外展式准备

（2）练习者重心移至左腿，右足离开地面，用力向右侧外展，如图 3-8-8 所示。反复练习 8~12 次，而后重心移至右腿，进行左腿外展练习 8~12 次，如图 13-8-9 所示。一组完成后，稍作休息再进行练习，反复进行 2~3 组。

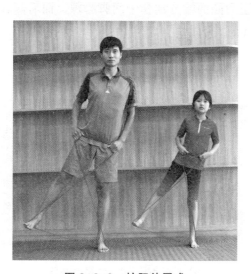

图 3-8-8　抗阻外展式

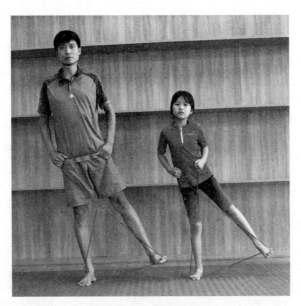

图 3-8-9　抗阻外展式

3. 侧卧外展式

（1）练习者把阻力圈两端分别套于两脚脚踝，而后侧卧于垫上，两手把上体支撑起来，如图 3-8-10 所示。

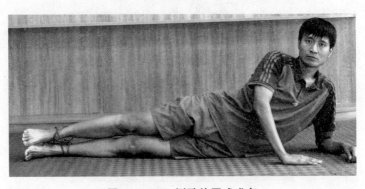

图 3-8-10　侧卧外展式准备

（2）练习者下侧腿固定，上侧腿用力向上外展，而后还原，反复练习8~12次，如图3-8-11所示。身体换另一侧练习，一组完成后，稍作休息再进行练习，反复进行2~3组。

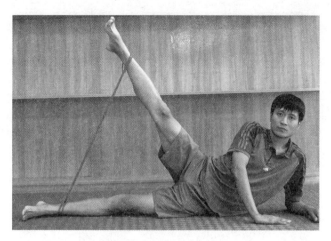

图3-8-11　侧卧外展式

4. 侧卧起飞式

（1）练习者侧卧于垫上，左手伸出，掌心向下，右手放于体侧，而矫正师两膝跪于练习者足部两侧，两手按压住练习者脚踝，如图3-8-12所示。

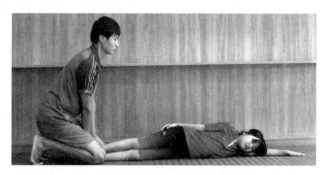

图3-8-12　侧卧起飞式准备

（2）练习者身体上侧方的肌肉用力，上体侧方抬起，如图 3-8-13 所示。而后还原，反复练习 8~12 次。换另一侧练习，一组完成后，稍作休息再进行练习，反复进行 2~3 组。

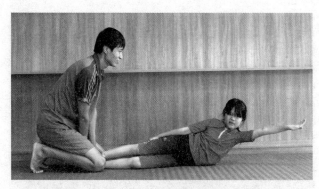

图 3-8-13　侧卧起飞式

第九节 少儿膝关节超伸成因及运动矫正

从人体侧面观，正常的膝关节应位于外踝稍前方的纵向垂线上，这条垂线通过膝关节中央并等分胫骨；而超伸的膝关节会落在垂线的后方，如图 3-9-1、图 3-9-2 所示。

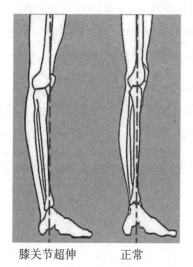

膝关节超伸　正常

图 3-9-1　超伸膝关节和正常膝关节比较

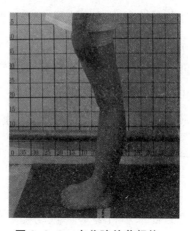

图 3-9-2　少儿膝关节超伸

膝关节超伸会造成膝关节前方的压迫力增大，后方的张力增加，髌骨和股骨磨损严重，膝关节疼痛。从运动学的角度分析，膝关节超伸会使股骨相对于静止的胫骨以向前滚动和向后滑动的方式活动。在这一状态下，股骨会向前倾而造成股骨和胫骨在前侧夹挤。而膝关节后方的关节囊和韧带因为张力的增加更容易损伤。膝关节超伸还会造成髋关节伸直增加和踝关节背屈减少，这两者都会影响到步态和下肢的灵敏素质。

膝关节超伸还会造成膝关节韧带松弛，拉力会蓄积在膝关节后方（如腘肌），并压迫前方（如髌骨股骨关节）。长此以往，这会造成腘窝和髌骨股骨疼痛。除此以外，膝关节正常的运动动力学（在正常承重的状态下，股骨相对于静止的胫骨，会以向前方滚动和向后滑动的方式活动）会因此而改变。在膝关节超伸状态下，股骨会向前倾而造成股骨和胫骨在前侧夹挤。在承重状态下，膝后方的关节囊和韧带结构容易受伤，进而造成步态的功能性缺损。膝关节超伸的人走路较正常人缓慢，并且相较于正常膝关节有更高的膝关节伸直力矩。

此外，其他的部位也会受到影响，常见的有髋关节伸直增加和踝关节背屈减少，这两者都可能影响步态并有损仰赖下肢敏捷度的运动表现。在髋关节处可能会发现过度前倾的情形，这个姿势会进一步导致步态偏移，并需要更费力来维持向前的动量。股四头肌和比目鱼肌会缩短，而屈膝肌群会延长。伸膝和屈膝肌群的不平衡会影响膝和髋关节的稳定度和功能。腘肌的伸展会减少小腿内转和屈膝的能力，影响最佳的膝关节功能，也可能会出现膝伸直动作末端的本体感觉缺损，从而使人因此感到膝关节不稳定。

一、少儿膝关节超伸成因

（1）膝关节结缔组织强韧度比较差。

（2）日常步行姿势、跑动姿势膝关节过伸，形成膝关节后侧肌肉、韧带松弛。

（3）长期的游泳、芭蕾舞训练可导致膝关节过伸。游泳导致膝关节超伸，是因为反复的踢腿动作使十字韧带过度拉扯；芭蕾舞导致膝关节超伸，是因为长期用脚尖进行单腿支撑，腿部前侧肌肉过度使用。

（4）不良的站姿与重心分配可导致膝关节过伸，如由于骨盆前倾或前移使重心过度前移，导致人体重力的力线通过膝关节前方，而长期水平向后的压迫可能引起膝过伸。

（5）臀大肌无力也可导致膝关节过伸。作为伸髋的主要肌肉，臀大肌无力会使人走路时，上身后仰且伸髋幅度不足，而伸髋幅度的不足往往导致膝关节过度伸直来代替和补偿，也就是所谓的代偿，长此以往可能导致膝过伸。

二、膝关节超伸的肌肉变化

当膝关节超伸发生时，腿部前后侧的肌肉长度会发生相应的变化，详见表3-9-1。这是指导运动矫正膝关节超伸的关键。

表3-9-1　膝关节超伸有关肌肉变化

部　位	缩短的肌肉	延长的肌肉
大腿	股四头肌	半腱肌、半膜肌、股二头肌
小腿	比目鱼肌	腘肌、腓肠肌

三、少儿膝关节伸展运动矫正

运动矫正膝关节超伸的关键就是放松、拉伸、延长膝关节的肌肉，并通过运动练习，收紧使膝关节屈的肌肉。热身后，先通过弓步下压式、压臀搬膝式对膝关节伸的肌肉放松、拉伸、延长，而后通过臀桥式、跪爬后蹬式、俯卧屈膝式练习，收紧使膝关节屈的肌肉，这样就可达到很好的矫正膝关节超伸的效果。

1.弓步下压式

（1）练习者一腿向前迈出，一腿在后，弓步用力下压，如图3-9-3所示。保持这个姿势20~30秒，而后呼气，放松还原。两腿前后位置交换，再进行练习，反复练习2~3次。

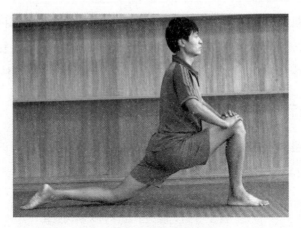

图 3-9-3　弓步下压式

2.压臀搬膝式

（1）骨盆前倾者俯卧于垫上，而矫正师位于骨盆前倾者体侧，靠近骨盆前倾者上体的膝压在骨盆前倾者的臀部，另一侧膝跪于垫上，如图 3-9-4 所示。

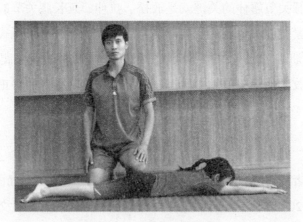

图 3-9-4　压臀搬膝式准备

②矫正师靠近骨盆前倾者上体的手抓住骨盆前倾者近侧腿的脚踝下压，另

一侧手搬大腿垂直上抬（不要出现外撇现象），在骨盆前倾者所能承受的范围内，幅度不断增加，如图3-9-5所示。保持这个姿势20~30秒，而后放松还原。换另一侧再进行练习，反复练习2~3次。

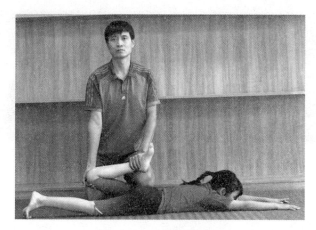

图 3-9-5　压臀搬膝式

3.臀桥式

①骨盆前倾者仰卧于垫上，弯曲膝关节，挺胸收腹，整个背部平贴于地面，如图3-9-6所示。

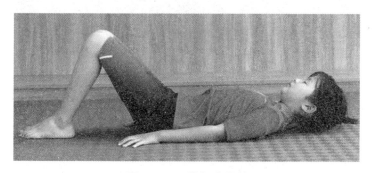

图 3-9-6　臀桥式准备

（2）骨盆前倾者臀部发力将身体上抬呈一条直线，腰背挺直，保持腹部收紧，肩胛贴紧地面，肩、髋、膝呈"三点一线"，向上呼气，向下吸气，反复练习 8~12 次，如图 3-9-7 所示。一组完成后，稍作休息再进行练习，反复进行 2~3 组。

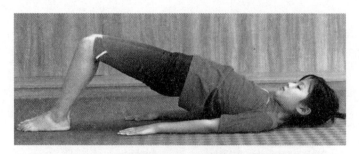

图 3-9-7　臀桥式

4.跪爬后蹬式

（1）骨盆前倾者跪爬于垫上，两手与肩同宽，两腿并拢，双手、双腿与地面垂直，如图 3-9-8 所示。

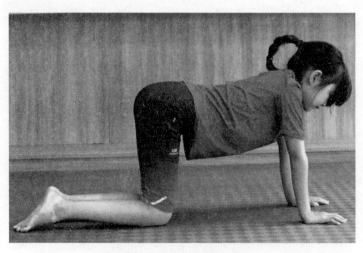

图 3-9-8　跪爬后蹬式准备

（2）骨盆前倾者一只腿充分向后上方蹬伸，反复练习8~12次，如图3-9-9所示。而后换另一侧腿练习，一组完成后，稍作休息再进行练习，反复进行2~3组。

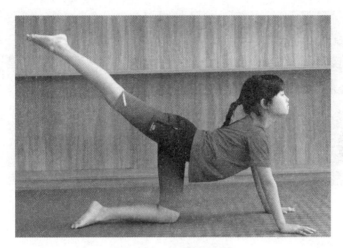

图 3-9-9　跪爬后蹬式

5.俯卧屈膝式

（1）骨盆前倾者俯卧于垫上，而矫正师坐于其后方，把两条阻力圈的一端分别套于骨盆前倾者的两个脚踝上，另一端握于手中压于垫上，起到固定作用，如图3-9-10所示。

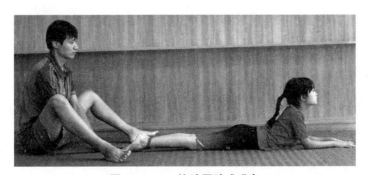

图 3-9-10　俯卧屈膝式准备

（2）骨盆前倾者屈膝用力，使两足靠近臀部，反复练习8~12次，如图3-9-11所示。一组完成后，稍作休息再进行练习，反复进行2~3组。

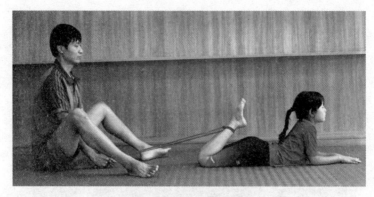

图 3-9-11　俯卧屈膝式

第十节　少儿足外翻成因及运动矫正

足是由 26 块骨骼构成的统一的整体，按照生理空间布阵排列而形成，如图 3-10-1 所示。足部的关节包括跗骨间关节（以距跟关节、距跟舟关节和跟骰关节最为重要）、跗跖关节、跖骨间关节、跖趾关节和趾骨间关节。距跟关节和距跟舟关节，主要使足发生内外翻；距跟舟关节和跟骰关节，主要使足发生内收和外展。足是个功能复合体，完成正常的生理功能，必须是各个关节的共同运动。如果足发生外翻，就会使足跟偏离中线，足部旋前、足弓高度降低，并发扁平足，呈现出两脚并拢站立时，两足跟无法并拢的特征，如图 3-10-2、图 3-10-3 所示。足弓是由跗骨和趾骨借韧带、关节及辅助结构按一定的空间排列，形成抛物线结构。足弓的稳定对足的运动功能有十分重要的作用。维持足弓的稳定是由足部的骨性结构、韧带结构、足内外在肌共同作用的结果，其中骨、韧带结构参与维持足弓的静态稳定；足内外在肌为足弓提供动力支持，参与维持足弓的动态稳定。

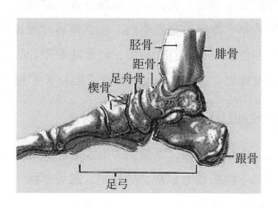

图 3-10-1　足的骨骼构成

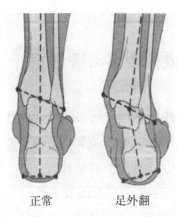

正常　　　　　足外翻

图 3-10-2　正常足与外翻足比较

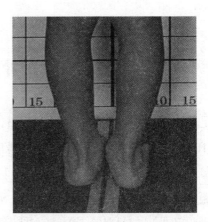

图 3-10-3　足跟间有间距

足外翻的姿势会导致人体倾向内侧足跟承重（这可以从鞋底内测足跟的磨损程度证明），而使外侧的足跟压力减少。此外，其还会使踝关节内侧的张应力会增加，外侧的压应力会增加，从而易造成内侧踝关节扭伤。胫骨与腓骨之间的韧带参与上下胫腓关节的功能，踝关节外侧的压应力可能影响远端胫腓关节的正常功能，也会影响近端的胫腓关节。足旋前增加了拇趾外翻和足趾交叠的可能性，也可能造成跖骨疼痛、趾间神经炎、足底筋膜炎。有旋前足的人因为行走时肌腱受力的需求增加，更容易有跟腱炎或肌腱退化。足踝肌肉的肌梭对控制行走时的姿势和平衡感是很重要的。在足外翻时跟骨外翻，闭锁链的状态下（承重时）应力会使距骨内收和屈曲，胫骨随着距骨的动作轻微内转，也有可能会出现股骨内转和骨盆旋转。足外翻也可能与 X 形腿（膝外翻）有关。

一、少儿足外翻成因

（1）脑瘫患儿会伴有足外翻，这是因为上运动神经元损害，失去对下运动神经元的控制，引起小腿肌张力异常，导致足、踝关节稳定性差，严重影响患儿下肢承重、站立和行走功能。

（2）从解剖学的角度来讲，造成足外翻的原因是足外翻肌（腓骨长短肌、第三腓骨肌）肌力过高，而足内翻肌（趾长屈肌、胫骨前后肌）肌力过弱所致。

（3）从生长发育学和生物力学的角度讲，造成足外翻的原因很复杂，特别是当幼儿开始直立、负重后，踝足的功能发育受到膝、髋、躯干的影响，会加剧足外翻的形成，同时影响膝、髋、躯干。如若伴有腓肠肌瘫痪，则表现为仰趾外翻跟行足；若跟腱有力或挛缩，则出现马蹄外翻足；若并有足内在肌瘫痪，以致维持足弓的肌力遭到破坏，则伴有足弓塌陷，前足外展、外旋等畸形。

二、足外翻的肌肉变化

当足外翻发生时，腿部的肌肉长度会发生相应的变化，详见表3-10-1。这是指导运动矫正足外翻的关键。

表3-10-1　足外翻有关肌肉变化

部　位	缩短的肌肉	延长的肌肉
脚踝与小腿	腓骨肌群、腓肠肌、比目鱼肌	胫后肌、内收拇肌、屈拇趾长肌、屈趾长肌
大腿	当髋与膝关节有关联性改变，股二头肌、髋内收肌群、扩筋膜张肌	当髋与膝关节有关联性改变，臀大肌、臀中肌

三、少儿足外翻运动矫正

足外翻一般伴有扁平足。如果是单纯的足外翻，进行足内翻力量训练就可以。如果有扁平足同时出现，除了进行足内翻力量训练，还要增加足跖屈的力量训练。运动矫正足外翻的关键就是通过运动，练习使足内翻的肌群。热身后，通过起重机式、抗阻内翻式、提踵式练习，收紧使足内翻的肌群；就可逐步达到很好的矫正足外翻的效果。

1.起重机式

（1）练习者屈膝坐于垫上。矫正师在练习者一侧放一个敏捷环，而后手拿小标志桶坐于另一侧，如图 3-10-4 所示。

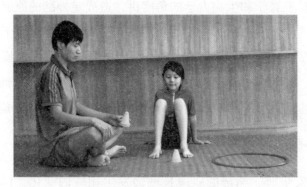

图 3-10-4　起重机式准备

（2）矫正师在练习者前方合适的距离放置一个标志桶，而后练习者两足内翻用足弓去夹住标志桶，如图 3-10-5 所示。

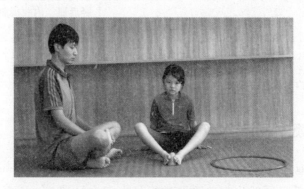

图 3-10-5　起重机式过程

（3）练习者两足像起重机一样，夹起标志桶，缓缓离开地面，移动至敏捷环内，稳稳放下。矫正师再在练习者前方合适的距离放置一个标志桶，而后练习者两足内翻用足弓去夹住标志桶，反复练习 8~12 次，如图 3-10-6 所示。一组完成后，稍作休息，矫正师和敏捷环位置交换再进行练习，反复进行3~5 组。

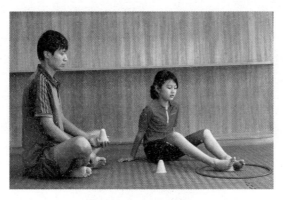

图 3-10-6　起重机式

2.抗阻内翻式

（1）练习者坐于垫上，矫正师手拿阻力带一端套于练习者前脚掌，一端握于手中，在练习者一侧坐下，而后在练习者有阻力的脚趾前放置标志桶，如图3-10-7所示。

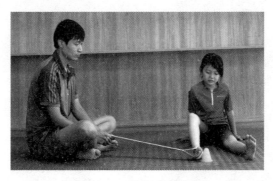

图 3-10-7　抗阻内翻式准备

（2）练习者在抗阻力的情况下，用力内翻和跖屈，把标志桶往回拨，而后还原。矫正师把标志桶放回原先位置，反复练习 8~12 次，如图 3-10-8 所示。一组完成后，稍作休息，换另一侧进行练习，反复进行 3~5 组。

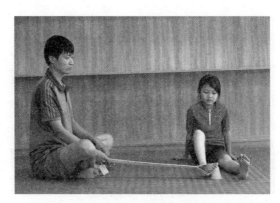

图 3-10-8　抗阻内翻式

3.提踵式

（1）练习者脚趾踩于瑜伽砖上，自然站立，如图 3-10-9（正面）、图 3-10-10（侧面）所示。

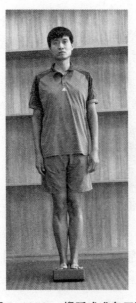
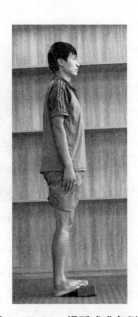

图 3-10-9　提踵式准备正面　　　图 3-10-10　提踵式准备侧面

（2）练习者在克服自身体重的情况下，用力提踵向上，足跟高高抬起，如图 3-10-11（正面）、图 3-10-12（侧面）所示。而后还原，反复练习 8~12 次，一组完成后，稍作休息，反复进行 3~5 组。

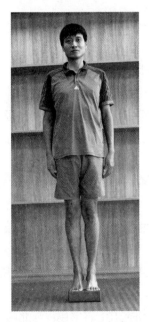 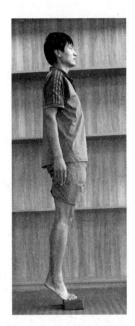

图 3-10-11　提踵式正面　　图 3-10-12　提踵式侧面

参 考 文 献

[1] 简·约翰逊.体态评估操作指南[M].陈方灿，江昊妍，译.天津：天津出版传媒集团，2017.

[2] 简·约翰逊.姿势评估治疗师操作指引[M].张钧雅，译.新北：合记图书出版社，2014.

[3] 邱九桁.活化器脊骨肌肉神经矫治整疗学[M].台北：图书馆出版社，2014.

[4] 马军，朱虹，斯颀，等.背负重量对少年儿童身体姿势的影响[J].中国学校卫生，2001，22（2）：119-121.

[5] 马晓.儿童不良身体姿态矫正的实验研究——以呼家楼小学的学生为例[D].北京：首都体育学院，2010.

[6] 万金钱，卢健.姿势性驼背体育康复方法的研究[J].山东体育科技，2008，30（1）：68-70.

[7] 李迪，孙贺，于海亮.普拉提运动对改善男大学生O形腿的效用研究[J].沈阳体育学院学报，2013，32（1）：143-144.

[8] 靳跃敬.小学生上交叉综合症干预方案研究[D].石家庄：河北师范大学，2016.

[9] 李秀凤.小学高年级上交叉综合症学生运动干预的实验研究[D].石家庄：河北师范大学，2016.

[10] Harman K，Hubley-Kozey CL，Butler H. Effectiveness of an Exercise Program to Improve Forward Head Posture in Normal Adults: A Randomized，Controlled 10-week Trial[J].*J Manual Manip Ther*，2005，13：163-176.

[11] Bae WS，Lee HO，Shin JW. The Effect of Middle and Lower Trapezius Strength Exercises and Levator Scapulae and Upper Trapezius Stretching Exercises in Upper Crossed Syndrome[J]. *J Phys Ther Sci*，2016，28（5）：1636-1639.

[12] Michael P. Reiman，Robert C. Mansk. *Functional Testing in Human Performance*[M]. Champaign: Human Kinetics，2009.

[13] 金相奎，王珍武，吕东旭，等.大学生脊柱弯曲体育康复矫正效果的观察 [J]. 大连大学学报，2006，27（4）：67–69.

[14] 王欣，肖明.形体课对北京广播学院女生形体改变的积极作用与效果研究 [J]. 北京体育大学学报，2001，22（3）:116–119.

[15] 董丽平.艺术体操练习对女大学生形体姿态变化的实验研究 [J]. 北京体育大学学报，2006，17（8）:723–726.

[16] 郑春梅.科学形体训练与畸形矫正方法的研究 [J]. 山西师大体育学院学报，2000，28（3）：78–79.

[17] 肖敏敏.躯干支柱力量训练对身体姿态控制和平衡能力影响的实验研究 [D]. 北京：首都体育学院，2015.

[18] 涂世利.两种不同背包方式行走对小学生身体姿态的影响研究 [D]. 成都：成都体育学院，2017.

[19] 徐文婷.对上海小学低年级学生身体正确姿态培养的研究——以毓秀学校为例 [D]. 上海：上海师范大学，2013.

[20] 易海燕.功能性姿态练习对北京邮电大学女大学生形体影响的实验研究 [D]. 北京：北京体育大学，2010.

[21] 戴哲平.对上交叉综合症的分析及其矫正方法的研究 [D]. 成都：西南交通大学，2009.